Orthopädische Medizin

nach der Methode von Cyriax

Funktionelle Diagnostik und kausale Therapie

Band 1

Die Schulter

Peter Hirschfeld, Bremen, Dos Winkel, Delft

perimed Fachbuch-Verlagsgesellschaft mbH
D-8520 Erlangen

Anschrift der Autoren:

Dr. med. Peter Hirschfeld
Chefarzt der Abteilung für klinische Physiotherapie und Sporttraumatologie der Kliniken der Freien Hansestadt Bremen, Zentralkrankenhaus, St.-Jürgen-Straße

Dos Winkel
Physiotherapeut
Direktor der Nederlandse Akademie voor Orthopedische Geneeskunde, Delft/Antwerpen

CIP-Kurztitelaufnahme der Deutschen Bibliothek

Hirschfeld, Peter:
Orthopädische Medizin
Peter Hirschfeld; Dos Winkel.
– Erlangen: perimed Fachbuch-Verlagsgesellschaft

NE: Winkel, Dos: Bd. 1 –
Hirschfeld, Peter: Die Schulter

Hirschfeld, Peter:
Die Schulter: funktionelle Diagnostik u. kausale Therapie
Peter Hirschfeld; Dos Winkel.
– Erlangen: perimed Fachbuch-Verlagsgesellschaft, 1984.
(Orthopädische Medizin / Peter Hirschfeld; Dos Winkel; Bd. 1)

ISBN 3-88429-194-7

NE: Winkel, Dos:

ISBN: 3-88429-194-7

Satz und Druck: Fränkischer Tag GmbH & Co. KG, Bamberg

Inhalt

Vorwort

Wegen des regen Interesses an der Broschüre „Der Schulterschmerz und seine Behandlung“ *(Hirschfeld* 1972) wurde wieder eine erneute Auflage erforderlich.
In den vergangenen Jahren haben sich verschiedene Untersucher in zunehmendem Maße mit der Problematik der Schulterbeschwerden befaßt. Ihre Ergebnisse und unsere über Jahrzehnte hinausgehende Erfahrung bestätigten die Konzeption der klinischen Untersuchungsmethodik von *Cyriax.* So halten wir es für erforderlich, eine erweiterte, auf den neuesten Stand der medizinischen Erkenntnis gebrachte Monographie herauszugeben.
Wir waren dabei bemüht, das Prinzip der Einfachheit beizubehalten und dieses nicht durch vermehrte Informationen zu komplizieren.
Wir danken Frau Bertie Winkel für ihre geduldige Mitarbeit als Fotomodell.

Peter Hirschfeld
Dos Winkel

Einführung

Klagt ein Patient über seine „Schulter" so meint er meistens damit die Trapezius-Region und das Schulterblatt. Arzt und Krankengymnast meinen jedoch das Glenohumeralgelenk mit seinen periartikulären Strukturen; handelt es sich aber um eine Affektion dieser Strukturen, so klagt der Patient gewöhnlich nicht über Schulterschmerzen, sondern meistens über Schmerzen im Oberarm, hauptsächlich am Deltamuskelansatz.
Funktionell anatomisch ist die „Schulter" bzw. das Glenohumeralgelenk ein Teil einer funktionellen Einheit von Gelenken, die zusammen den Schultergürtel bilden. Diese funktionelle Einheit ist so konstruiert, daß Bewegung in allen Richtungen möglich ist. Bei der Armhebung zum Beispiel findet nicht nur eine Bewegung im Glenohumeralgelenk statt, sondern in sämtlichen Gelenken der Funktionseinheit des Schultergürtels.

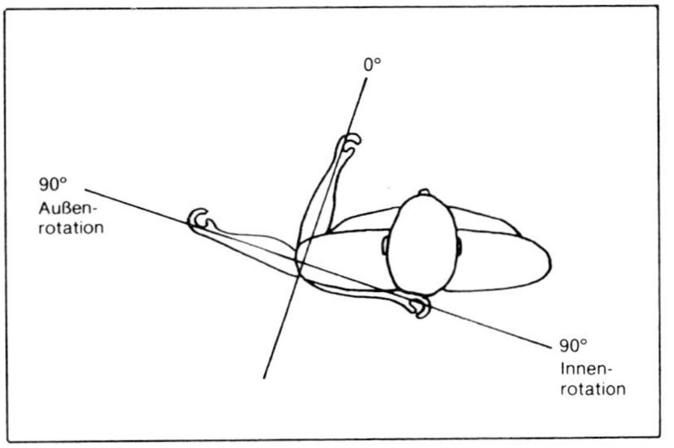

Abb. 1 Außen- und Innenrotation.

Der Schultergürtel besteht aus folgenden Gelenken:
– *Das Sternoclaviculargelenk*
– *Das Acromioclaviculargelenk*
– *Das Subacromialgelenk* (Obwohl dieses normalerweise nicht als Gelenk beschrieben wird, ist es funktionell-anatomisch gesehen gerechtfertigt, auch dieses als ein Gelenk zu bezeichnen; dabei bilden der acromioclaviculare und coracoacromiale Bogen die Gelenkpfanne und der Gelenkkopf wird vom Tuberculum majus und minus gebildet. Dazu gehören auch die Insertionen der Mm. Supra- und Infraspinatus und des Subscapularis. Die Bursa subacromiodeltoidea ist dabei die Gelenkhöhle.)
– *Das Glenohumeralgelenk* zwischen der Cavitas glenoidalis und dem Caput humeri
– *Das Scapulothoracalgelenk* (rein anatomisch gesehen, ist dieses kein echtes Gelenk, jedoch funktionell-anatomisch kann man es als ein solches bezeichnen)
– *Der zervikothorakale Übergang*
– *Die 1., (2. und 3.) Rippe* (die Verbindungen zwischen Wirbel und Rippe, sowie zwischen Rippe und Sternum)

Die Armhebung kann in Anteflexion oder Abduktion im Glenohumeralgelenk ausgeführt werden. Selbstverständlich kann man keine scharfe Trennung zwischen reiner Anteflexion und reiner Abduktion vornehmen; die Übergänge sind fließend. Bei der Armhebung in ausschließlich sagittaler Ebene geht die Anteflexion mit gleichzeitiger Innenrotation im Glenohumeralgelenk einher; bei ausschließlicher Armhebung in der Frontalebene ist die Abduktion im Gle-

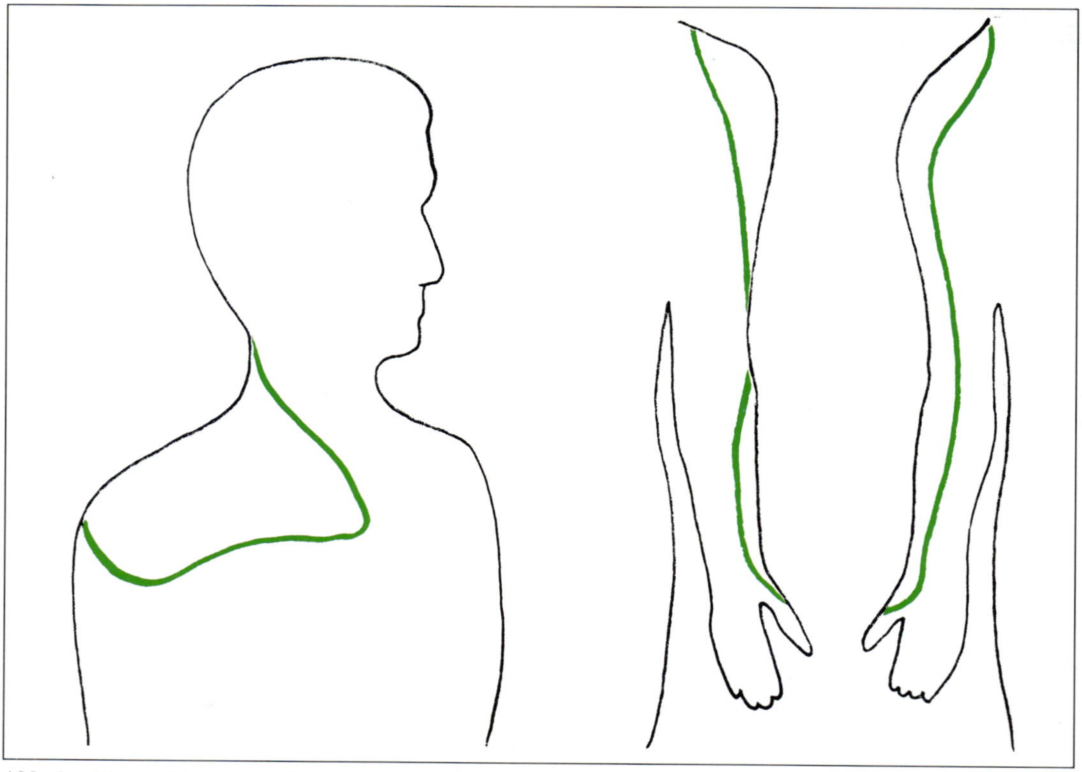

Abb. 2 Viertes (links) und fünftes (rechts) Zervikaldermatom.

nohumeralgelenk von gleichzeitiger Außenrotation in diesem Gelenk begleitet.
Ist die Funktion nur eines der Gelenke, die zum Schultergürtel gehören, gestört, so wirkt sich diese Störung auch in der Gesamtbewegung bei der Armhebung aus; zum Beispiel verursacht eine Funktionsstörung im zervikothorakalen Übergang, wie sie beim Bechterew-Kranken vorkommt, eine geringgradige Einschränkung der Armelevation. Die Rotationsbewegungen sind fast reine glenohumerale Bewegungen bis auf die Endbewegung, bei welcher eine Clavicula- und Scapulabewegung entsteht.

Bei der Bewegungsuntersuchung eines Gelenkes geht man immer von der sogenannten anatomischen Null-Stellung aus. Dabei ist zu berücksichtigen, daß am Schultergelenk die Ausgangstellung eine scheinbare Innenrotation von 30 Grad ist, weil die Gelenkpfanne einen Winkel von 30 Grad zur Sagittalebene bildet. Von dieser Position aus sind 90 Grad Außenrotation und 90 Grad Innenrotation möglich. Dieses sind aber Durchschnittswerte (Abb. 1).

Zur Beurteilung der Beweglichkeit bzw. Einschränkung ist ein Vergleich mit der gesunden Seite in jedem Fall erforderlich. Mit zunehmendem Alter wird die Beweglichkeit im Schultergürtel geringer und ist mit 70 Jahren etwa um 25 % vermindert (*de Palma*).
Da Schulterläsionen eine geringe Tendenz zur Spontanheilung haben, bestehen sie oft Jahre oder Jahrzehnte und werden allgemein als ein Behandlungsproblem angesehen. Dabei sind sie unter drei Voraussetzungen leicht und erfolgreich zu behandeln:

I. „Passiver Bewegungsapparat“ (Prüfung durch passive Bewegungen)	Schultergelenkkapsel	C 5
	Bursa subdeltoidea	C 5
	Acromioclaviculargelenk	C 4
	Bizepssehne (langer Kopf) (Dehnungsschmerz)	C 5,6
II. „Aktiver Bewegungsapparat“ (Prüfung durch isometrische Kontraktion)	Supraspinatussehne	C 5
	Infraspinatussehne	C 5,6
	Subscapularissehne	C 5,6
	Bizepssehne (langer Kopf)	C 5,6

Tab. 1 Segmentzugehörigkeit der verschiedenen Strukturen des Schultergelenks.

1. Präzise Diagnose der betroffenen Gewebsart (Sehne, Muskel, Bursa, Kapsel oder Kombinationen)
2. Weitere Lokalisierung des betroffenen Gewebsabschnittes (z. B. im Sehnen-Muskel-Übergang oder Sehnenansatz) durch zusätzliche Teste und/oder exakte Palpation
3. Exakte Massage- und/oder Injektionstechnik

Sobald die Diagnose gesichert ist, bietet die Therapie kaum noch Schwierigkeiten, wenn technische Durchführung und Behandlung so erfolgen, wie sie in diesem Buch beschrieben werden. Wer sich dagegen nur einen flüchtigen Überblick über die Situation des Schultergelenkes verschafft und auch nur einen Teil der beschriebenen Untersuchungen ausläßt oder dem Röntgenbild allein vertraut, wird Fehler begehen. Jede Abweichung von diesem Untersuchungsgang ist eher eine Zeitverschwendung als Zeitgewinn.

Schmerzen

Es muß daran erinnert werden, daß alle Schulterstrukturen – mit Ausnahme des Acromioclaviculargelenkes – fast ausschließlich dem 5. Zervikalsegment entstammen. Deshalb verursacht ihre Erkrankung identische Schmerzen, die nicht nur an der Schulter selbst, sondern – wie bereits gesagt – am Oberarm, meist am Deltamuskel(ansatz), empfunden werden und möglicherweise in den Unterarm an der radialen Seite bis zum Handgelenk hin ausstrahlen, wo das fünfte Zervikaldermatom (Abb. 2) endet. Derartige Schmerzen kommen bei den verschiedensten Schulterverletzungen vor, ebenso bei einer Kompression der fünften zervikalen Nervenwurzel.
Es gibt kein anderes Gelenk, bei dem der Schmerz durch den Patienten so irreführend lokalisiert wird, wie beim Schultergelenk. Aus diesem Grunde ist es nicht richtig, vor einer Funktionsuntersuchung zu palpieren.

Die Segmentzugehörigkeit der verschiedenen Strukturen des Schultergelenks ist in Tabelle 1 beschrieben. Knochenverletzungen sind nicht aufgeführt, weil sie leicht durch Röntgenuntersuchungen auszuschließen sind.
Wichtig: Die Erkrankung aller Strukturen des Schultergelenks löst in den Arm ausstrahlende Schmerzen aus – mit nur einer einzigen Ausnahme: Bei Erkrankungen des Acromioclaviculargelenks, das dem 4. Zervikalsegment entstammt, werden die Schmerzen im Hautgebiet des Segmentes, also in der Schulter selbst, empfunden. Knochenverletzungen sind durch eine Röntgenaufnahme vor der eigentlichen Untersuchung auszuschließen.

Anatomie

Der coracoacromiale Bogen (Schulterdach)

Das Acromion ist das massive laterale Ende der Spina scapulae und überdacht den hintersten und untersten Teil des Humeruskopfes (Abb. 3, 5). Das Ligamentum coracoacromiale ist ein starkes, dreieckiges Band, welches das Acromion mit dem Processus coracoideus verbindet. Der Processus coracoideus selbst komplettiert das Dach und überdeckt den vorderen Teil des Humeruskopfes. Dieses sehr starke, unbiegsame knöcherne und ligamentäre Schulterdach ist sehr wichtig. Dadurch, daß es etwas vorsteht, werden Humeruskopf und Rotatorenmanschetten-Sehnen gegen direkte Gewalt geschützt. Der Nachteil dieser Kontruktion ist, daß bei Abduktion der zur Verfügung stehende Raum für die Rotatorenmanschetten-Sehnen und der darüberliegenden Bursa subdeltoidea-subacromialis (im weiteren Bursa subdeltoidea genannt) beengt wird.
Veränderungen in den Manschetten-Sehnen sowie entzündliche Erscheinungen und chronische Minirupturen oder akute Rupturen verursachen genau so wie Kalzifikation der Sehnen, eine schmerzhafte Kompression (schmerzhafter Bogen) beim Heben des Armes. Eine sekundäre Bursitis subdeltoidea kann dieses Problem noch verstärken. Die Bursa subdeltoidea sorgt dafür, daß die Manschetten-Sehnen geschmeidig unter dem coracoacromialen Bogen durchgleiten können. Gewöhnlich entzündet sich die Bursa bei Läsionen der Rotatorenmanschetten-Sehnen durch die chronische Irritation der Bursawand. Auch Kalzifikation der Manschetten-Sehnen kann zur sekundären Bursitis führen, wobei der Kalk in die Bursa durchbrechen kann. Unter normalen Umständen gibt es keine offene Verbindung der Bursa zum Gelenk, es sei denn, es besteht eine Totalruptur einer der Sehnen der Rotatorenmanschette.

Die Schulterpfanne

Die Cavitas glenoidalis (Abb. 4) ist wie ein umgekehrtes Komma geformt; der obere Teil ist schmal und der untere Teil ist breit. Der knöcherne Rand der Cavitas zeigt beim Menschen nach vorne, wodurch eine größere Instabilität nach vorn als bei anderen Primaten besteht. Die Stabilität wird jedoch wieder etwas durch das Labrum glenoidale verbessert, eine fibrokartilaginäre Struktur, die als eine Verbreiterung des knöchernen Randes der Cavitas angesehen werden muß. Es steht in jeder Position des Schultergelenks stets nur ein kleiner Teil des Kopfes in Kontakt mit dem Glenoid.

Die Bizepssehne und der Sulcus intertubercularis

Der Sulcus intertubercularis (Abb. 6), in dem die Sehne des Caput longum vom M. biceps brachii verläuft, wird lateral geformt durch das Tuberculum majus und medial durch das Tuberculum minus. Die Bizepssehne macht nach dem Verlassen der Grube eine scharfe Kurve nach dorso-medial und verläuft dann weiter intraartikulär. Dege-

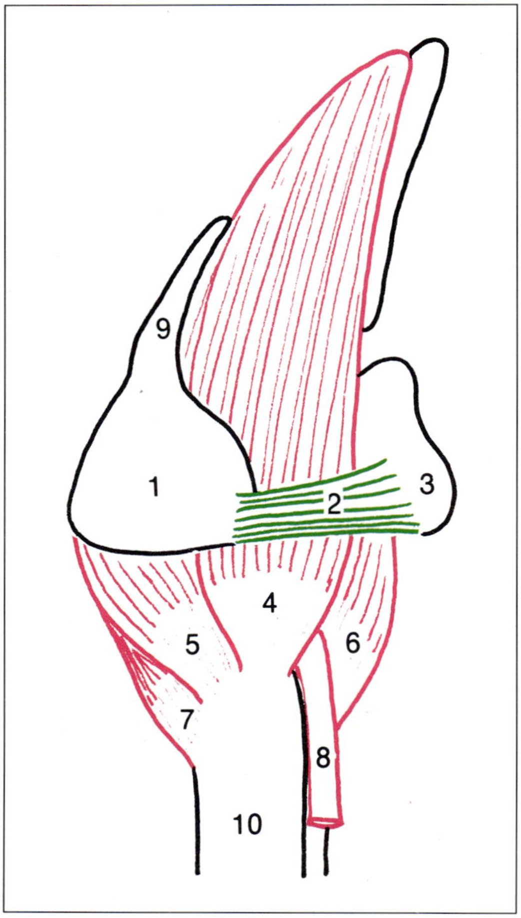

Abb. 3 Verhältnisse am Schultergelenk. 1 = Acromion, 2 = Lig. coracoacromiale, 3 = Processus coracoideus, 4 = M. supraspinatus, 5 = M. infraspinatus, 6 = M. subscapularis, 7 = M. teres minor, 8 = M. biceps brachii tendo caput longum, 9 = Spina scapulae, 10 = Humerus.

nerative Veränderungen im Sulcus können zur Irritation und im Endeffekt zur Ruptur der Sehne führen.

Die Gelenkkapsel

Die fibröse Kapsel (Abb. 7) ist sehr weit, wodurch der Schulterkopf zu sehr großen Bewegungsexkursionen fähig ist. Der Preis

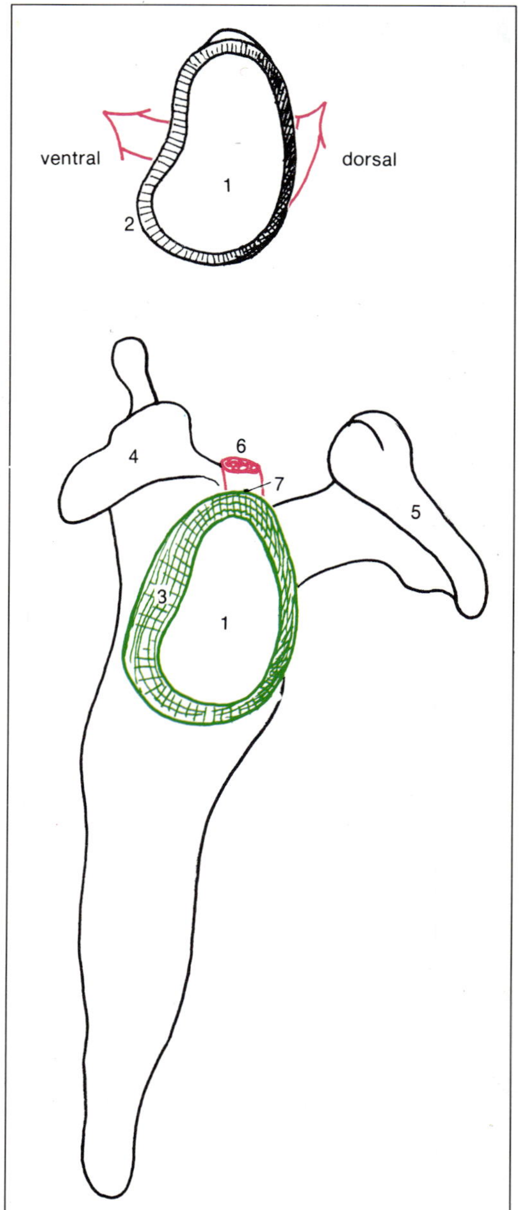

Abb. 4 Schulterpfanne. 1 = Cavitas glenoidalis, 2 = überstehender knöcherner Rand, 3 = Labrum glenoidale, 4 = Processus coracoideus, 5 = Acromion, 6 = M. biceps brachii tendo caput longum, 7 = Tuberculum supraglenoidale.

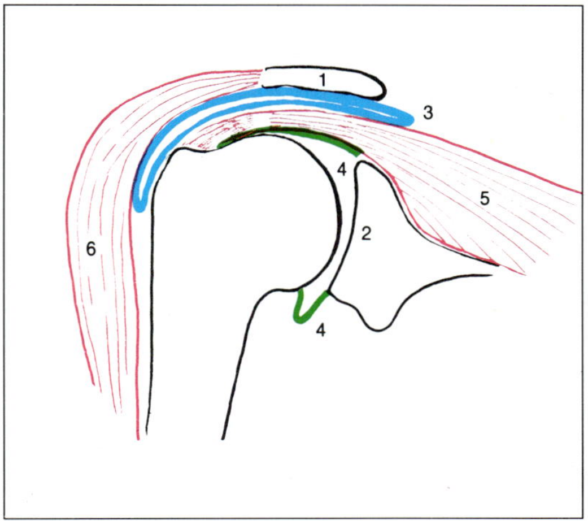

Abb. 5 Verhältnis zwischen Acromion (1), Bursa subdeltoidea – subacromialis (3), M. supraspinatus (5) und Gelenkkapsel (4). 2 = Glenoid, 6 = M. deltoideus.

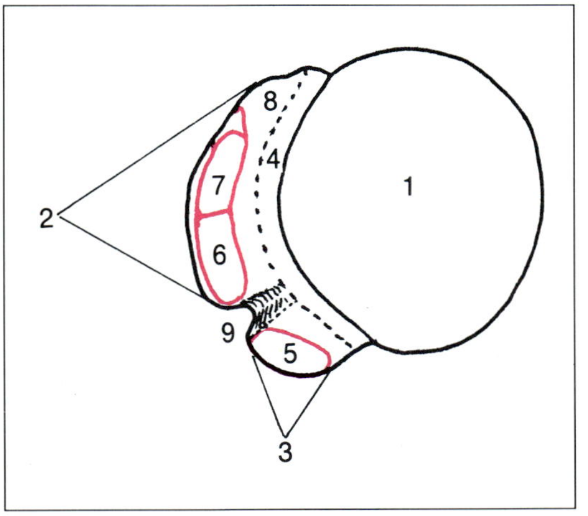

Abb. 6 Die Bizepsgrube. 1 = Caput humeri, 2 = Tuberculum majus, 3 = Tuberculum minus, 4 = Collum anatomicum, 5 = Insertion M. subscapularis, 6 = Insertion M. supraspinatus, 7 = Insertion M. infraspinatus, 8 = Insertion M. teres minor, 9 = Sulcus intertubercularis.

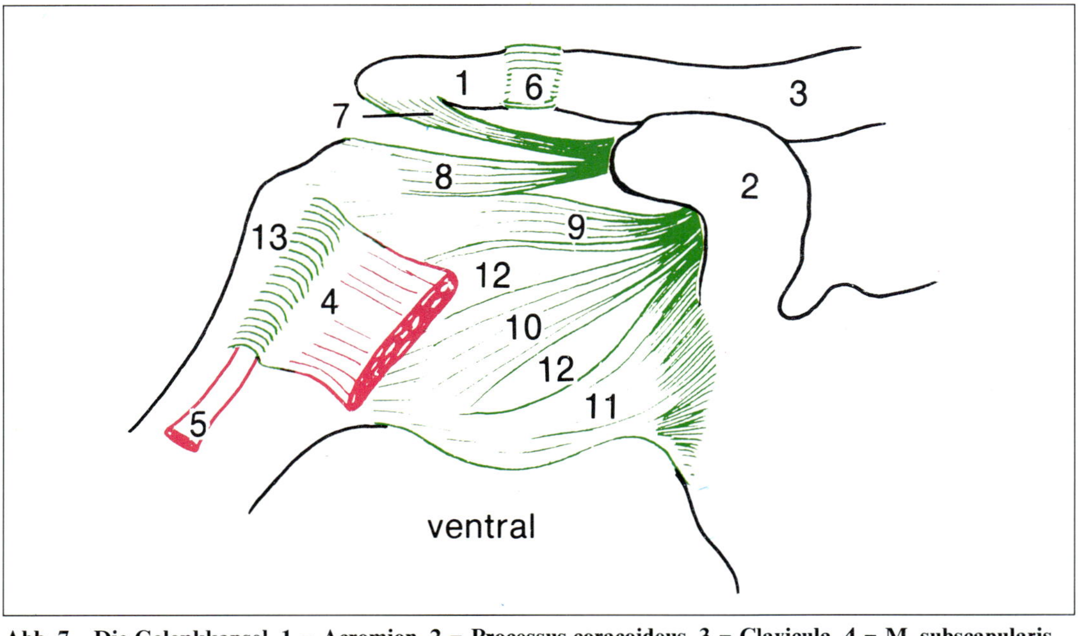

Abb. 7 Die Gelenkkapsel. 1 = Acromion, 2 = Processus coracoideus, 3 = Clavicula, 4 = M. subscapularis, 5 = M. biceps brachii caput longum, 6 = Acromioclaviculargelenk, 7 = Lig. coracoacromiale, 8 = Lig. coracohumerale, 9 = Lig. glenohumerale superius, 10 = Lig. glenohumerale mediale, 11 = Lig. glenohumerale inferius, 12 = Capsula articularis, 13 = Lig. transversum humeri.

für die Mobilität ist der Verlust eigener passiver Stabilität.
Die Muskeln, die die Rotatorenmanschette formen, übernehmen teilweise aktiv die stabilisierende Aufgabe.

Die Form der Gelenkkapsel ist variabel, aber sie entspringt im allgemeinen zirkulär vom Labrum glenoidale und dem angrenzenden Knochen, um am Collum anatomicum im Periost des Humerus wieder zu inserieren. Die Kapsel läuft bis zum distalen Teil der Bizepsgrube aus und ist innig mit der Sehne des M. subscapularis an der Vorderseite, der Sehne des M. supraspinatus an der oberen Seite und mit den Sehnen der Mm. infraspinatus und teres minor an der Rückseite verbunden. Die Kapsel ist an einzelnen Stellen verdickt und bildet so eine Anzahl von Ligamenten, die sie verstärken. An der Vorderseite befinden sich das Lig. glenohumerale superius, mediale und inferius. Vor allem das mittlere glenohumerale Ligament ist nicht immer (gut) ausgebildet. Dann ist eine Luxation des Humeruskopfes nach ventral möglich. Sie wird ausschließlich durch den M. subscapularis (s. S. 54) verhindert. An der oberen Seite entspringt am Processus coracoideus das Lig. coracohumerale, welches zusammen mit der Kapsel am Collum anatomicum genau über dem Tuberculum majus inseriert.
Es sind gewöhnlich zwei, auch drei Öffnungen in der Kapsel. Eine ist an der Vorderseite unter dem Processus coracoideus lokalisiert und bildet eine Verbindung mit der Bursa, die hinter der Sehne des M. subscapularis liegt.

Die zweite Öffnung befindet sich am unteren Rand des Tuberculum majus und minus für den Durchtritt der Sehne des langen Kopfes des M. biceps brachii und seiner Sehnenscheide. Die dritte Öffnung ist nicht konstant, liegt an der Hinterseite und verbindet die Kapsel mit einer Bursa, die unter der Sehne des M. infraspinatus liegt.

Die Bursa subacromio-subdeltoidea

Die Bursa subacromio-subdeltoidea ist die größte Bursa des menschlichen Körpers und sehr fest mit dem Tuberculum majus und der Insertion von Supra- und Infraspinatus verbunden. Zentral ist sie mit dem Acromion und dem Ligamentum coracoacromiale verwachsen. Der laterale Teil der Bursa liegt dagegen frei, damit Rotation und Elevation möglich sind.

Muskulatur

Die Muskeln, die die wichtigste Rolle bei der aktiven Bewegung der Schulter spielen sind:
– M. supraspinatus (primäre Funktion ist Abduktion)
– M. infraspinatus (primäre Funktion ist Außenrotation)
– M. subscapularis (primäre Funktion ist Innenrotation)
– M. teres minor (primäre Funktion ist Außenrotation und Retroflexion).
An zweiter Stelle kommen:
– M. deltoideus (primäre Funktionen sind Anteflexion, Abduktion und Retroflexion)
– Mm. pectoralis major und minor (primäre Funktionen sind Anteflexion und Adduktion)
– M. latissimus dorsi (primäre Funktionen sind Anteflexion, Retroflexion, Abduktion und Adduktion)
– M. teres major (primäre Funktionen sind Extension und Adduktion).

Der scapulohumerale Rhythmus

Unter dem scapulohumeralen Rhythmus versteht man den geschmeidigen, integrierten und koordinierten Verlauf des Armhebens mit Abduktion oder Anteflexion im Glenohumeralgelenk im Zusammenspiel mit der Scapula und der Clavicula.

Muskel	Bewegung	Armhebung mit Anteflektion			Retroflexion		Armhebung mit Abduktion			Adduktion		Außenrotation		Innenrotation	
		A	90°	E	A	E	A	90°	E	A	E	A	E	A	E
M. supraspinatus		·:·	·:·	·:·	·:·	·:·	**+**	**+**	**+**	–	–	–	–	–	–
M. infraspinatus		·:·	·:·	·:·	·:·	·:·	·:·	·:·	·:·	–	–	**+**	**+**	–	–
M. subscapularis		–	·:·	·:·	·:·	·:·	–	·:·	·:·	·:·	·:·	–	+̲	**+**	**+**
M. teres minor		+	+	+	**+**	**+**	–	+̲	+	+	+	**+**	**+**	–	–
M. teres major		–	–	–	**+**	**+**	–	–	–	**+**	**+**	–	+̲	–	–
M. deltoideus															
pars clavicularis		**+**	**+**	**+**	–	–	**+**	**+**	**+**	+	–	–	–	–	–
pars acromialis		–	**+**	**+**	**+**	**+**	**+**	**+**	**+**	–	–	–	+̲	–	–
pars spinata		–	–	–	**+**	**+**	**+**	**+**	**+**	–	–	–	–	–	–
M. pectoralis major															
pars clavicularis		**+**	**+**	**+**	–	–	–	–	+̲	**+**	**+**	–	–	–	–
pars sternocostalis		+̲	**+**	**+**	–	–	–	–	+̲	**+**	**+**	–	–	–	–
M. pectoralis minor		–	**+**	+̲	–	–	–	–	+̲	**+**	**+**	–	–	–	–
M. latissimus dorsi		–	**+**	**+**	**+**	**+**	–	**+**	**+**	**+**	**+**	–	–		
M. coracobrachialis		+̲	**+**	**+**	–	–	–	·:·	·:·	**+**	**+**	–	+̲	–	–
M. biceps brachii															
caput longum		–	**+**	**+**	–	–	–	**+**	**+**	+̲	+̲	–	–	–	–
caput breve		–	+	+	–	–	–	+	+	+̲	+̲	–	–	–	–
M. triceps brachii															
caput longum		–	+	+	+̲	+̲	–	+	+	–	–	–	+̲	–	–
M. trapezius															
pars descendens		–	**+**	**+**	+̲	**+**	+̲	**+**	**+**	–	–	–	–	–	–
pars transversa		–	**+**	**+**	+̲	**+**	–	**+**	**+**	–	–	–	–	–	–
pars ascendens		–	**+**	**+**	+̲	**+**	–	**+**	**+**	–	–	–	–	–	–
M. rhomboideus minor		–	–	–	**+**	**+**	–	–	–	–	–	–	–	–	–
M. rhomboideus major		–	**+**	**+**	**+**	**+**	–	**+**	**+**	–	–	–	–	–	–
M. serratus anterior															
proximal		**+**	**+**	**+**	–	–	**+**	**+**	**+**	–	–	–	–	–	–
medial		**+**	**+**	**+**	+	+	**+**	**+**	**+**	–	–	–	–	–	–
distal		**+**	**+**	**+**	–	–	**+**	**+**	**+**	–	–	–	–	–	–
M. levator scapulae		–	**+**	**+**	+	+	–	**+**	**+**	–	–	–	–	–	–

Tab. 2 Elektromyografische Untersuchung der Schultermuskeln im Stehen (nach *Reimei Sugahara*, 1974). A = Anfang, oder kurz nach dem Start der Bewegung, E = Ende der Bewegung, + = primäre Funktion, ·:· = synergistische Funktion.

Sind Muskeln oder Gelenke, die hierbei eine Rolle spielen, lädiert, dann findet man einen gestörten scapulohumeralen Rhythmus.

Elevation des Armes mit Abduktion

1944 publizierten *Inman, Saunders* und *Abbott* eine ausführliche Untersuchung über den Mechanismus der Armelevation mit Abduktion im Glenohumeralgelenk. Später konnten *Freedman* und *Monro* noch Angaben zufügen (1966). Bei der seitlichen Armhebung findet durchschnittlich eine Rotation der Scapula von 65 Grad und eine glenohumerale Abduktion um 103 Grad statt. 2 Grad Scapularotation stehen durchschnittlich 3 Grad glenohumeraler Abduktion gegenüber; obwohl große individuelle Varianten möglich sind, bleibt das Verhältnis 2:3 während der ganzen Bewegung ziemlich konstant. Bei der Elevation bilden der M. deltoideus und die Muskeln der Rotatorenmanschette eine funktionelle Einheit. Das Zusammenspiel zwischen diesen Muskeln ist von großer Wichtigkeit. Der M. supraspinatus ist nicht der einzige Muskel, der die Abduktion beginnt. Der M. deltoideus und M. supraspinatus arbeiten während der ganzen Zeit der Bewegung ungefähr gleich viel. Der M. subscapularis, M. infraspinatus und M. teres minor wirken als Depressoren des Humerus. Diese Humerusdepression ist für einen gleitenden Ablauf der Elevation notwendig. Liegt eine Affektion der Rotatorenmanschette vor, dann sieht man sogleich bei Beginn der Armhebung eine geringe Elevation des Schultergürtels anstatt einer leichten Senkung. Dies ist ein wichtiger diagnostischer Hinweis bei allen Affektionen der Rotatorenmanschette.

Die Rotation der Scapula kommt durch eine kombinierte Aktion vom M. trapezius und M. serratus anterior zustande. Gleichzeitig kommt es zu einer Elevation der Scapula durch Aktivität der obengenannten Muskeln in Kombination mit dem M. levator scapulae und dem M. rhomboideus.

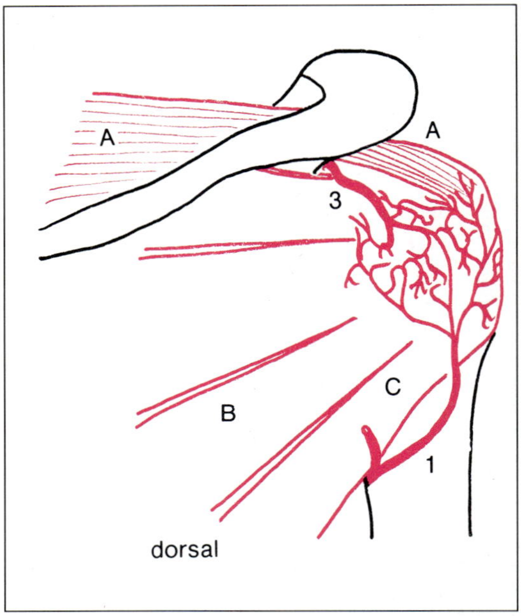

Abb. 8 Blutversorgung der Sehnen der Rotatorenmanschette (dorsal). 1 = A. circumflexa humeri posterior, 3 = A. suprascapularis, A = M. supraspinatus, B = M. infraspinatus, C = M. teres minor.

Die Blutversorgung der Sehnen der Rotatorenmanschette

Das häufige Vorkommen degenerativer tiefer Veränderungen in den Sehnen der Rotatorenmanschette wird durch die mäßige Vaskularisation dieses Gebietes mitverursacht.

Drei Arterien tragen fast immer zur Blutversorgung der Manschetten-Sehnen bei, nämlich die A. circumflexa humeri posterior (Abb. 8), die A. circumflexa humeri anterior (Abb. 9) und die A. suprascapularis (Abb. 8).

Drei andere Arterien liefern ab und zu einen Beitrag für die Blutversorgung der Manschetten-Sehnen, die A. thoracoacromialis (Abb. 10), die A. suprahumeralis

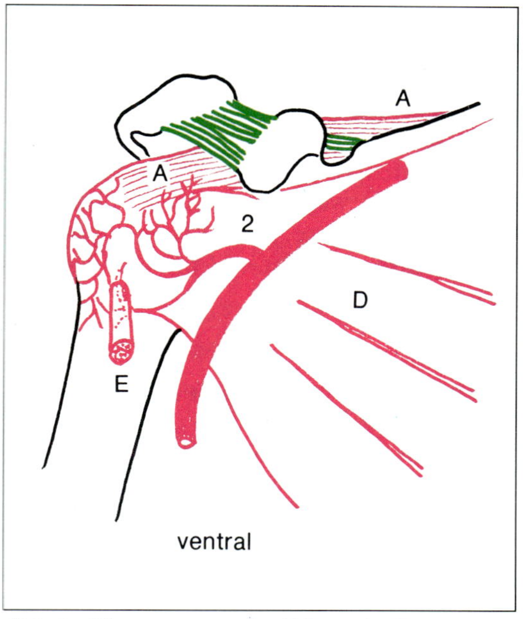

Abb. 9 Blutversorgung der Sehnen der Rotatorenmanschette (ventral). 2 = A. circumflexa humeri anterior, A. = M. supraspinatus, D = M. subscapularis, E = Sehne des M. biceps brachii caput longum.

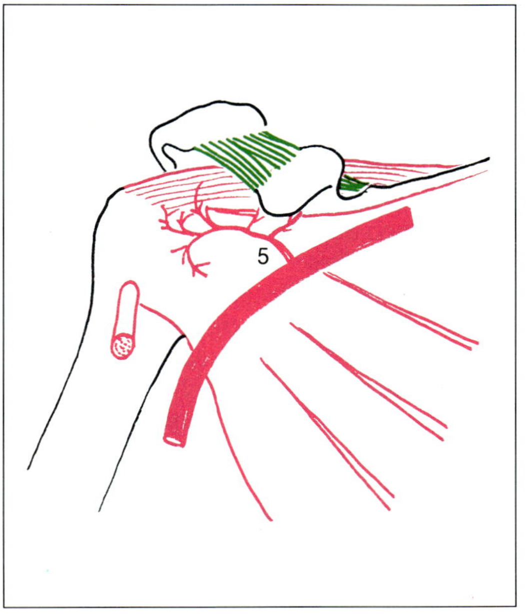

Abb. 11 Arteria suprahumeralis (5).

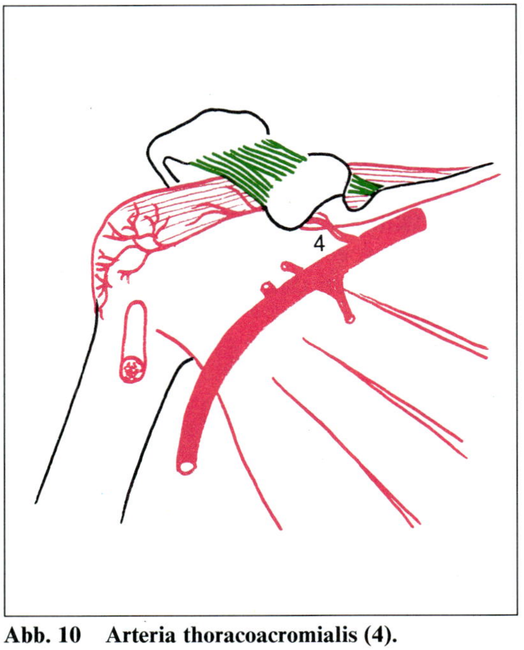

Abb. 10 Arteria thoracoacromialis (4).

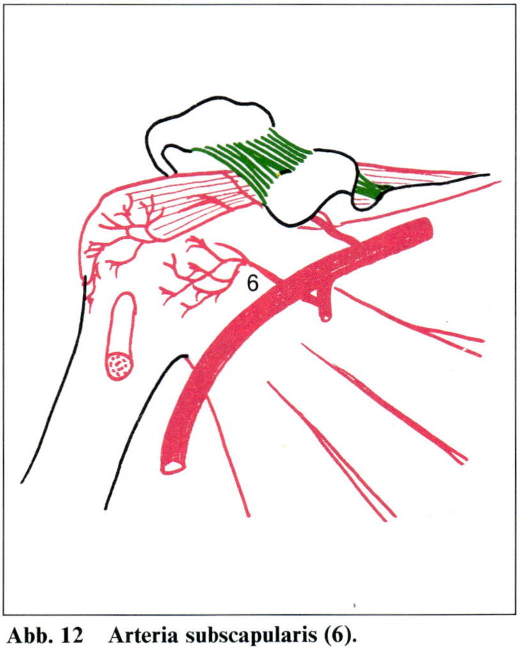

Abb. 12 Arteria subscapularis (6).

(Abb. 11) und die A. subscapularis (Abb. 12).
Der distale Teil der Sehne des M. supraspinatus ist im Vergleich mit den anderen Manschetten-Sehnen im allgemeinen sehr schlecht vaskularisiert, besonders proximal von der Insertion auf dem Tuberculum majus, doch auch diese Situation ist unterschiedlich. Diese sogenannte „kritische Zone" ist nicht konstant! Bei vergleichenden Untersuchungen zeigt sich eine deutliche Relation zwischen der Durchblutungssituation der unterschiedlichen Sehnen und ihren Läsionen. Der M. supraspinatus ist am schlechtesten vaskularisiert, der M. infraspinatus und der M. subscapularis sind besser durchblutet. Läsionen an der Rotatorenmanschette sind bei weitem am häufigsten im M. supraspinatus, weniger oft im M. infraspinatus und M. subscapularis lokalisiert.

Das Sternoclaviculargelenk

Das Sternoclaviculargelenk ist ein Sattelgelenk mit inkongruenten Gelenkflächen, welches durch einen Discus articularis in zwei Kammern getrennt wird. Das Gelenk ist durch die Verformbarkeit des Discus und die Dehnbarkeit der Ligamente so beweglich, daß es funktionell einem Kugelgelenk ähnlich ist.
Folgende Bewegungen der Clavicula sind von der Null-Stellung aus im Sternoclaviculargelenk möglich:

– nach kranial	55 Grad
– nach kaudal	5 Grad
– nach ventral	30 Grad
– nach dorsal	30 Grad
– Außenrotation	10 Grad
– Innenrotation	10 Grad

Das Acromioclaviculargelenk

Das Acromioclaviculargelenk ist ein eiförmiges Gleitgelenk. In etwa 10 Prozent der Fälle findet man einen Discus articularis. Ebenso wie beim Sternoclaviculargelenk sind die Ligamente nicht sehr straff. Die Stabilität ist in der Hauptsache durch die coracoclavicularen Ligamente gewährleistet. Der Gelenkspalt verläuft schräg von postero-medial nach antero-lateral. Die möglichen Bewegungen sind 20 Grad um die vertikale Achse, 50 Grad in der horizontalen Achse und 10 Grad um die sagittale Achse.

Scapulothorakales „Gelenk"

Es besteht aus dem Thorax und der Scapula mit den Mm. subscapularis und Serratus anterior dazwischen. Die Scapulabewegung ist sehr wichtig, denn selbst bei kompletter glenohumeraler Arthrodese sind immer noch 60 Grad Armhebung durch die Scapulabewegung möglich.
Die wichtigste Funktion der Scapula liegt in einer stets angepaßten Darbietung ihrer Gelenkfläche während des Elevationsvorganges.

Der zervikothorakale Übergang

Eine maximale Armhebung ist ohne Bewegung im zervikothorakalen Übergang nicht möglich. Am Ende der Elevation entsteht eine Extension in der Wirbelsäule, kombiniert mit einer homolateralen Rotation. Die Fortsätze (Processus spinosus) von C 7 bis Th 4 bewegen sich dabei nach heterolateral und bilden damit eine heterolaterale Skoliose.

Die ersten Rippen (1–3)

Durch röntgenkinematographische Untersuchungen konnte man nachweisen, daß sich die Form des Thorax bei der Armhebung am Ende der Elevation verändert (*Stenvers* und *Overbeek* 1981). Der Thorax bewegt sich in Inspirationsrichtung.

Untersuchung

Allgemeiner Teil

Prinzipien

Schmerzt eine bestimmte Bewegung, so muß der Schmerz von demjenigen Gewebe hervorgerufen werden, welches dabei entweder passiv gedehnt oder komprimiert (nicht-kontraktile Strukturen) oder aktiv gegen Widerstand kontrahiert (kontraktile Strukturen) wird. Es muß daher zunächst geklärt werden, ob die Schmerzen von kontraktilen oder nicht-kontraktilen Gewebsstrukturen ausgelöst werden.
Die passive Bewegung testet die nicht-kontraktilen Gewebe, wobei natürlich keine Muskelanspannung auftreten darf; es ist zu beachten, daß durch Dehnung auch kontraktiles Gewebe schmerzhaft reagieren kann. Bei der isometrischen Kontraktion werden die kontraktilen Gewebe (die Muskeln mit ihren Sehnen) geprüft, wobei keine Gelenksbewegung stattfinden darf. Diese Prinzipien der Untersuchung werden im allgemeinen Teil der Untersuchung zuerst an allen Gelenken des Nackens und der oberen Extremität angewandt, um damit klarzustellen, daß die Schmerzen tatsächlich auch von der Schulter bzw. einer der Schulterstrukturen ausgehen und nicht von anderen Organen nur in die Schulter fortgeleitet werden, zum Beispiel von der Halswirbelsäule, den Lungenspitzen, dem Zwerchfell, der Thoraxöffnung, der Schultergegend und vom Arm selbst bis hin zum Handgelenk.

Ausschluß anderer Ursachen

Die meisten Patienten mit Schulterbeschwerden, mit Ausnahme der Sportler, befinden sich im mittleren oder fortgeschrittenen Lebensalter. Deshalb ist generell zu erwarten, daß das Röntgenbild der Halswirbelsäule degenerative Veränderungen zeigt. Abnutzungserscheinungen der Bandscheibensubstanz (gewöhnlich im fünften Zwischenwirbelgelenkspalt) zeigen sich durch Verringerung des Gelenkspaltes mit Osteophytenbildung. Im Gegensatz hierzu zeigt das Röntgenbild der Schulter, selbst wenn die Erkrankung tatsächlich in diesem Gebiet lokalisiert ist, nur selten irgendwelche Veränderungen.
Selbst ein so eindeutiger Röntgenbefund wie eine Bursitis calcarea oder Kalkschatten in der Supraspinatus-Sehne kann völlig symptomlos vorkommen und die augenblicklichen klinischen Befunde ergeben eine ganz andere Ursache. Die Überbewertung röntgenologischer Veränderungen führt daher häufig zu Fehldiagnosen und damit zu Behandlungen, die auf die Halswirbelsäule gerichtet sind, von der die Beschwerden tatsächlich aber gar nicht ausgehen. Durch die vielfach übliche Überbewertung von Röntgenbefunden geraten die eigentlich ursächlichen Schulterverletzungen zwangsläufig in die Gefahr, übersehen zu werden.

Spezieller Teil

Anamnese

Die Vorgeschichte ergibt bei der Schulter relativ wenig Hinweise wegen der hauptsächlich einheitlichen Nervenversorgung und – wie vorher beschrieben – gleichartigen Schmerzen (Ausstrahlungen) bei unterschiedlichen Affektionen. Dennoch sind einige Fragen von diagnostisch und therapeutisch entscheidender Bedeutung.

Diese sind:

Frage 1: Alter, Beruf und Hobby.
Zum Beispiel gibt es verschiedene Arthritiden, die nur zu einer bestimmten Altersgruppe gehören; ebenso gibt es sportspezifische Verletzungen wie bei Werfern, Schwimmern oder Badminton-Spielern.

Frage 2: Schmerzlokalisation.
Zeigt der Patient auf die Schulter selbst, denken wir zuerst an acromioclaviculare Affektionen (C 4), deutet der Patient dagegen auf seinen Deltamuskel bzw. seinen Oberarm, denken wir an Schulterstrukturen (C 5).

Frage 3: Schmerzausstrahlung.
Die Ausdehnung der Schmerzen im 5. Zervikaldermatom ergibt den Hinweis auf Schwere und Aktivität der Erkrankung.

Frage 4: Unfallereignis.
Art und Stärke des Unfallereignisses ergibt bei Erhebung der Untersuchungsbefunde eine Erklärung für die vorliegende Verletzung.

Frage 5: Dauer der Beschwerden.
Der plötzliche oder sich über Tage, Wochen, Monate hinziehende Beginn ergibt eindeutige Hinweise über den Typ der vorliegenden Erkrankung.

Frage 6: Nächtliche Beschwerden.
Kann der Patient auf seiner Schulter schlafen? Diese Frage beantwortet uns im Falle einer Arthritis das entsprechende Stadium dieser Erkrankung.

Frage 7: Dauerschmerzen.
Hat der Patient auch in Ruhe Schmerzen, so ist dies ein Hinweis auf das Stadium und die Schwere der Erkrankung, bei der Arthritis ebenso wie bei der Tendopathie.

Frage 8: Hinweise auf Affektionen anderer Gelenke oder Systemerkrankungen, vorausgegangene Operationen, Medikationen.

Frage 9: Hinweise auf andere Erkrankungen (z. B. Husten, Schwindel, Übelkeit, Parästhesien).

Inspektion

Beachtung der Haltung des Kopfes und Stellung der Schulter, sowie der Schulterblätter. Feststellung von Atrophien, insbesondere der Mm. spinati und des Delta-Muskels sowie Beachtung der ACG-Konturen (auf Subluxations- oder Luxationsstellung), ferner Schwellungen lokaler oder diffuser Art, Verfärbung oder Rötung der Haut (Bluterguß).

Palpation

Feststellung von vermehrter Wärme und/ oder Schwellung, nicht dagegen eine Palpation zur Schmerzlokalisation, die erst nach der Funktionsuntersuchung ausgeführt werden darf.

Funktionsuntersuchung

Bevor man also mit einer detaillierten Untersuchung der Schulter beginnt, muß man sich einen umfassenden Überblick ver-

			Normalbefund
1.	Aktive Armhebung	(seitlich)	voll
2.	Passive Armhebung	(seitlich)	voll
3.	Feststellung eines schmerzhaften Bogens		nein
4.	Passive Abduktion		im Vergleich zur gesunden Seite (keine allgemeine Norm)
5.	Passive Außenrotation		
6.	Passive Innenrotation		
7.	Adduktion	(isometrisch)	schmerzfrei und kräftig
8.	Abduktion	(isometrisch)	
9.	Innenrotation	(isometrisch)	
10.	Außenrotation	(isometrisch)	
11.	Ellenbogenbeugung	(isometrisch)	
12.	Ellenbogenstreckung	(isometrisch)	

Tab. 3 Schema der Standarduntersuchung der Schulter.

schaffen, um sicher festzustellen, daß die Erkrankung tatsächlich von der Schulter ausgeht. Die Bewegung des Nackens, des Ellenbogens und des Handgelenkes sowie der Finger werden geprüft.

Halswirbelsäule: aktive Streckung und Beugung, Seitneigungen und Rotationen.

Schultergürtel: Hebung, Depression, Protraktion und Retraktion; aktiv und passiv.

Armhebung: aktiv.

Ellenbogen: Beugung und Streckung gegen Widerstand.

Handgelenk: Dorsal- und Palmarflexion gegen Widerstand.

Finger und Daumen: Beugung, Streckung, Ad- und Abduktion gegen Widerstand.

Sobald durch den ersten Teil der Untersuchung andere Ursachen für die Schmerzen ausgeschlossen sind, wird an der Schulter selbst durch ein durchdachtes System diagnostischer Bewegungen eine Standard-Untersuchung (Tab. 3) ausgeführt.

Weitere Untersuchungen sind erst dann erforderlich, wenn die Standarduntersuchung negativ ausfällt oder bei nicht eindeutigen Informationen.
Zusätzliche Tests werden bei den verschiedenen Affektionen besprochen.

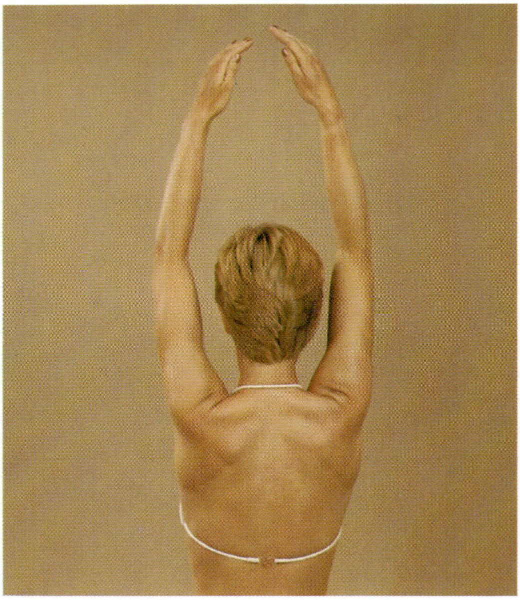

Abb. 13 **Aktive Armhebung.**

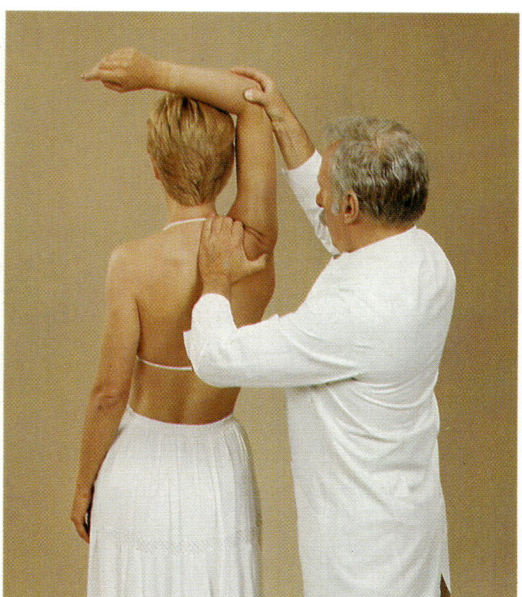

Abb. 14 **Passive Armhebung.**

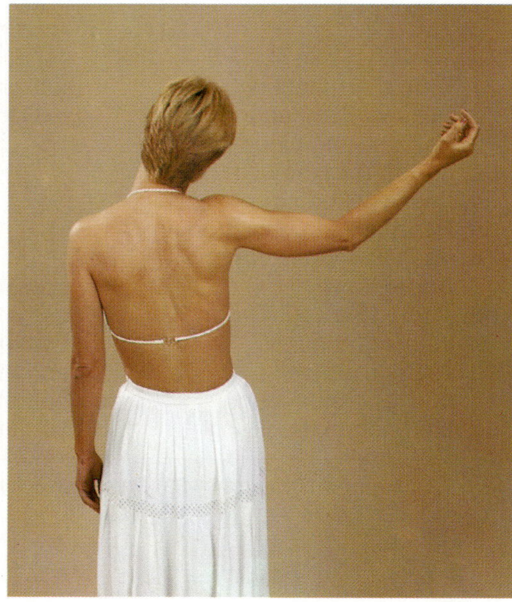

Abb. 15 **Feststellen eines schmerzhaften Bogens.**

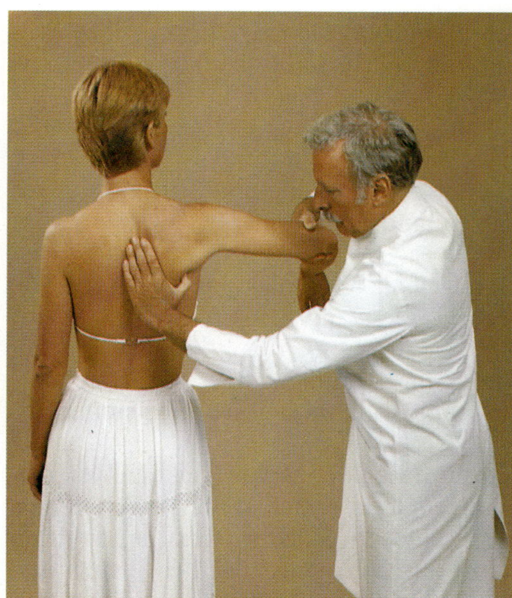

Abb. 16 **Passive Abduktion.**

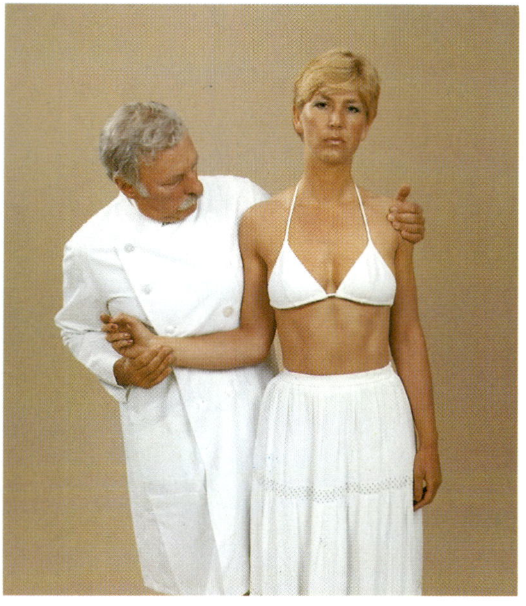

Abb. 17 **Passive Außenrotation.**

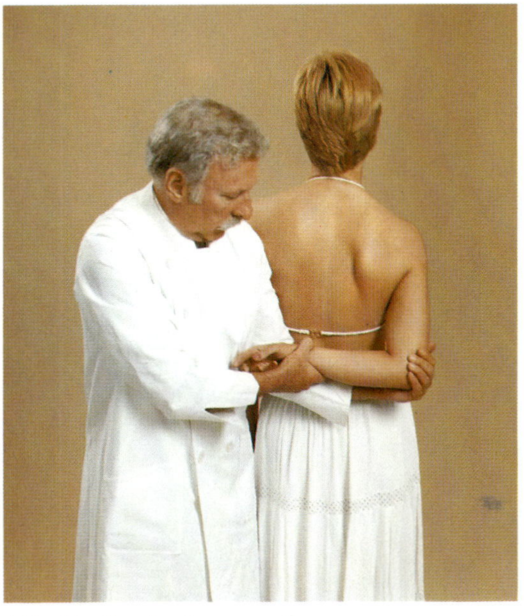

Abb. 18 **Passive Innenrotation.**

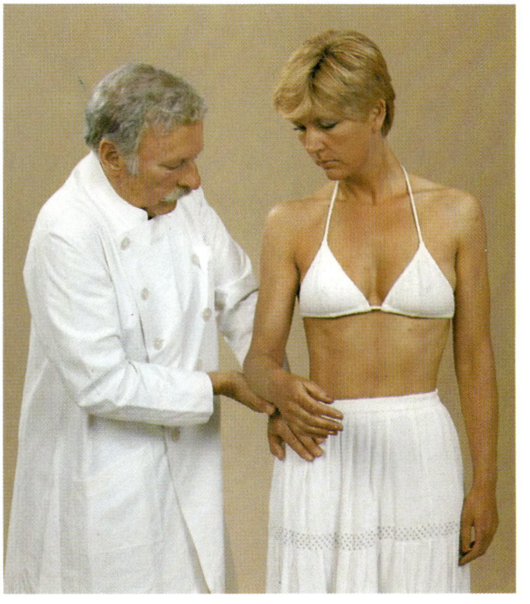

Abb. 19 **Isometrische Adduktion.**

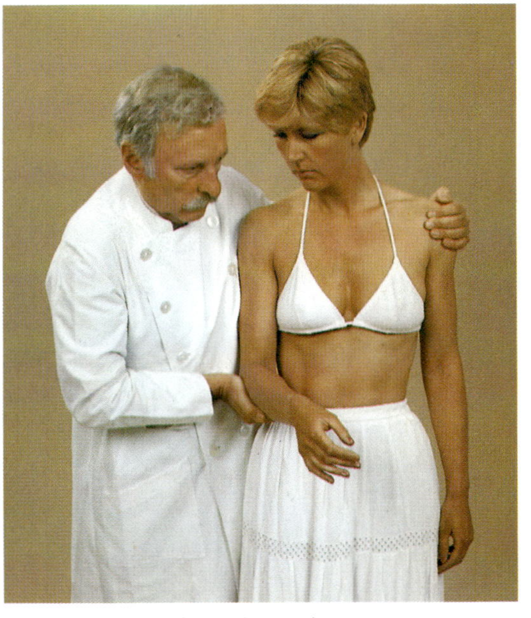

Abb. 20 **Isometrische Abduktion.**

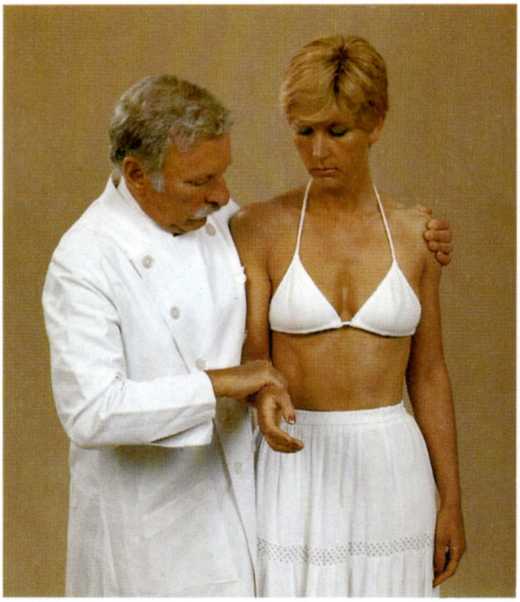

Abb. 21 Isometrische Innenrotation.

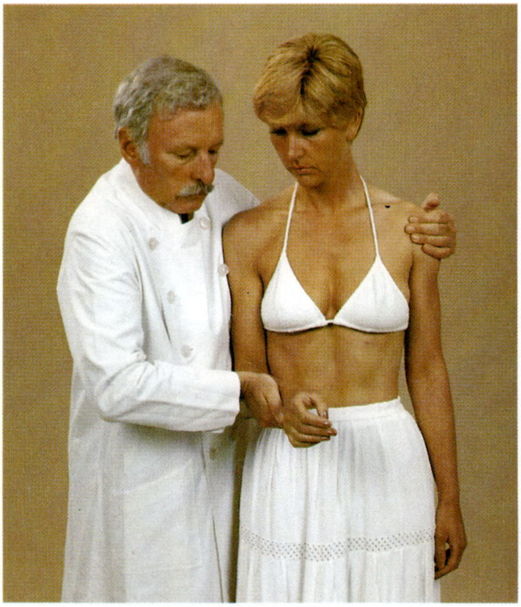

Abb. 22 Isometrische Außenrotation.

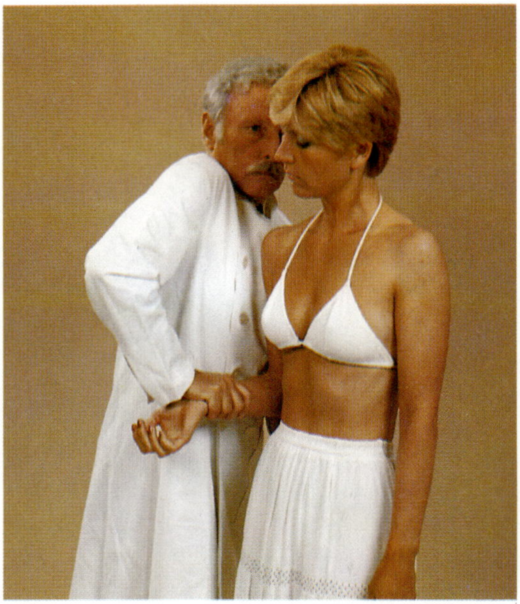

Abb. 23 Isometrische Ellenbogenbeugung.

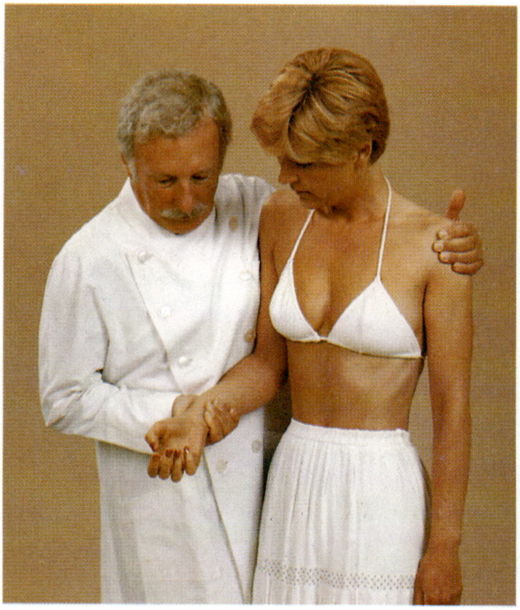

Abb. 24 Isometrische Ellenbogenstreckung.

Auswertung der Befunde

Die Befunde dieser Untersuchungen lassen sich in eine der folgenden Gruppen einordnen:

– *Passive Bewegungseinschränkungen mit Kapselmuster*

– *Passive Bewegungseinschränkungen ohne Kapselmuster*

– *Passive volle Beweglichkeit mit isometrischem Muskelkontraktionsschmerz*

– *Passive volle Beweglichkeit mit Muskelschwäche*

– *Differentialdiagnostik*

Passive Bewegungseinschränkung mit Kapselmuster

Das Bewegungsausmaß der Abduktion des Glenohumeralgelenkes ist beim Gesunden etwa 90 Grad, das der Außenrotation ebenfalls etwa 90 Grad – gemessen von der anatomischen Null-Stellung aus –, das der Innenrotation auch etwa 90 Grad.
Die Untersuchung (Tab. 4) kann eine passive Bewegungseinschränkung ohne Schmerzen oder Schwäche bei der Untersuchung der Muskulatur gegen Widerstand ergeben. Schrumpft die bindegewebige Manschette der Gelenkkapsel, geschieht dieses in einer charakteristischen Weise (Kaspelmuster nach *Cyriax*): Das Kapselmuster der Schulter bedeutet Bewegungseinschränkungen immer in der gleichen Proportion, und zwar ist die Außenrotation mehr und die Innenrotation weniger als die Abduktion eingeschränkt.
Typische Proportionen wären zum Beispiel: 45 Grad Abduktionseinschränkung zu 75 Grad Außenrotationseinschränkung und 20 Grad Innenrotationseinschränkung.
Sind die kapsulären Proportionen vorhanden, so bedeutet dies, daß es sich um eine *Arthritis* handelt.

1. Aktive Armhebung	(seitlich)	eingeschränkt
2. Passive Armhebung	(seitlich)	eingeschränkt
3. Feststellung eines schmerzhaften Bogens		nein
4. Passive Abduktion	45 Grad	schmerzhaft eingeschränkt
5. Passive Außenrotation	75 Grad	
6. Passive Innenrotation	20 Grad	
7. Adduktion	(isometrisch)	kräftig und schmerzlos
8. Abduktion	(isometrisch)	
9. Innenrotation	(isometrisch)	
10. Außenrotation	(isometrisch)	
11. Ellenbogenbeugung	(isometrisch)	
12. Ellenbogenstreckung	(isometrisch)	

Tab. 4 Untersuchungsbefund „Kapselmuster“.

Die gewöhnlichsten Typen einer Kapselerkrankung sind:

- die traumatische Arthritis,
- die Immobilisationsarthritis,
- die idiopathische Arthritis,
- die rheumatischen Arthritiden,
- das Schulter-Hand-Syndrom und
- die Osteoarthrose.

Traumatische Arthritis

Der typische Patient ist über 45 Jahre alt und zerrte sein Schultergelenk bei einem Sturz mit ausgestrecktem Arm. Die augenblicklichen Schmerzen verschwanden, um nach einer Woche wiederzukehren und ständig schlimmer zu werden. Die Bewegungen werden zunehmend eingeschränkter im Sinne eines Kapselmusters.
Man unterscheidet drei Stadien.

Stadium 1: Der Patient hat im Oberarm nur bei bestimmten Bewegungen Schmerzen. Er kann beschwerdefrei auf seiner Schulter schlafen. Bei der passiven Außenrotation spürt der Untersucher eine „défence musculaire", bevor der Patient einen Schmerz äußert.

Stadium 2: Dieses ist eine Übergangsform von Stadium 1 und Stadium 3. So hat der Patient nur Schmerzen während bestimmter Bewegungen, aber er kann nicht mehr auf seiner Schulter schlafen. Bei der passiven Außenrotation entstehen défence musculaire und Schmerzen gleichzeitig.

Stadium 3: Die Schmerzausstrahlung nimmt zu, auch distal über den Ellenbogen hinaus bis in den radialen Unterarm. Der Patient hat auch Ruheschmerz und kann nicht mehr auf seiner Schulter liegen. Bei der passiven Außenrotation entstehen sofort die Schmerzen, noch bevor eine Abwehrspannung einsetzt.

Therapie

Die Therapie richtet sich ausschließlich nach dem Stadium der Erkrankung.

Stadium 1

Mobilisationsbehandlung (Ausführung s. S. 31).

Stadium 2

Bei noch elastischem Endgefühl (bei Prüfung der Außenrotation) kann man mit einer Mobilisationsbehandlung beginnen. Verschlimmern sich jedoch die Beschwerden, kann man mit einer Distraktionsbehandlung fortfahren (Ausführung s. S. 31) oder eine Injektionsbehandlung mit Triamcinolonacetonid (1 ml, 40 mg/ml) intraartikulär durchführen (Ausführung s. S. 32). Unbehandelt dauert diese Erkrankung 12–24 Monate, einschließlich der Wiedererlangung einer vollen Beweglichkeit im Schultergelenk.

Stadium 3

In diesem Stadium sind intraartikuläre Injektionen erforderlich (s. S. 32).

Immobilisationsarthritis

Diese Affektion kommt in allen Altersgruppen vor, jedoch besonders bei älteren Menschen nach freiwilliger, ebenso wie nach unfreiwilliger Immobilisation der Schulter (dabei ist eine Schonhaltung ebenso gefährlich wie eine äußere Ruhigstellung durch Desault-Verband oder Schienung). Häufigstes Vorkommen unfreiwilliger Art findet sich bedingt durch Schonhaltung nach Herzinfarkt, Hemiplegien, sowie anderen neurologischen Erkrankungen, die mit Paresen einhergehen, ebenso nach Humerusfrakturen und Operationen. Bei der Funktionsuntersuchung findet man hier ein Kapselmuster und gleichfalls – wie bei der traumatischen Arthritis – die verschiedenen Stadien von eins bis drei.

Therapie

Sie ist genauso durchzuführen, wie bei der traumatischen Arthritis bereits beschrieben, abhängig vom Stadium der Erkrankung.

Merke: Wichtiger jedoch ist die *Verhinderung* dieses Krankheitsverlaufes durch eine *sofortige Mobilisationsbehandlung* mit Ausnahme der Fälle, die eine vorübergehende Ruhigstellung erfordern.

Idiopathische Arthritis

Diese Patienten sind selten unter 40 Jahre oder über 60 Jahre alt. Zunehmende Schmerzen und Einschränkungen treten ohne Provokation auf; beide werden schlimmer und bleiben für viele Monate. Nachts weckt der Schmerz beim Umdrehen im Bett den Patienten auf. Der unterbrochene Schlaf, zusammen mit dem dauernden Schmerz, beeinträchtigt ihn schwer.
Diese Arthritis hat einen eigenartigen Verlauf. In den ersten drei Monaten kann man noch Stadium eins und zwei unterscheiden (wie bei der traumatischen Arthritis), in den folgenden Monaten bleibt jedoch Stadium drei konstant mit erheblicher kapsulärer Bewegungseinschränkung. *Sämtliche Laboruntersuchungen* (Rheumafaktoren, BSG etc.) *sind negativ.*

Eine spontane Heilung bei unbehandelten Fällen ist erst nach 24 Monaten zu erwarten.

Therapie

Die Mobilisation dieser Arthritisform ist generell kontraindiziert, da sie eine Verschlechterung der Befunde und erhebliche Verschlimmerung der Beschwerden hervorruft. Eine Distraktionsbehandlung ist die einzige physiotherapeutische Maßnahme, die manchmal erfolgreich sein kann.

Injektionsbehandlung (Ausführung s. S. 32): Vier bis acht intraartikuläre Injektionen von 1 ml Triamcinolonacetonid 40 mg/ml (Volon® A) in zunehmenden Intervallen bringen vollständige Besserung. 48 Stunden nach der ersten Injektion verschwindet bereits der Dauerschmerz und der Patient hat seine erste ungestörte Nachtruhe seit Monaten. Mit den nächsten Injektionen nimmt die Besserung weiter zu. Die Hauptsache ist, die Arthritis dauernd unter der entzündungshemmenden Wirkung des Steroids zu halten. Deshalb muß die nächste Injektion gegeben werden, bevor die Wirkung der vorangegangenen aufhört. Dieses benötigt einige Urteilsfähigkeit. Gewöhnliche Intervalle sind 7, 10, 14, 21, 28 Tage, jedoch gibt es da ganz entscheidende individuelle Variationen.

Rheumatische Arthritiden

Bei diesen handelt es sich um ein schmerzhaftes Kapselmuster, also eine Arthritis, welche sich nicht in der Weise der bereits beschriebenen Arthritiden entwickelt hat, sondern verhältnismäßig spontan in Tagen oder wenigen Wochen voll in Erscheinung tritt. Dann muß man an folgende Erkrankungen denken:

– PCP (rheumatoide Arthritis); hierbei sind häufig mehrere Gelenke befallen,
– Morbus Reiter; auch hier sind oft mehrere Gelenke betroffen; die Punktion ergibt meist ein grünliches Punktat,

– Gicht, Psoriasis, Gonorrhoe und andere Grundleiden.
Bei diesen Formen der Arthritiden ist evtl. eine lokale symptomatische Behandlung indiziert. Sonst richtet sich die Behandlung auf das Grundleiden durch die entsprechenden Fachdisziplinen.

Schulter-Hand-Syndrom

Es kommt selten vor, ist jedoch die häufigste Ursache für eine sympatikotone Dystrophie ohne erkennbaren traumatischen Grund.
Die Erkrankung kann einseitig oder auch beidseitig vorkommen, meistens im Alter zwischen 50–70 Jahren. Beginn der Affektion mit brennenden Schmerzen in der Schulter und zunehmender Bewegungseinschränkung im Gelenk. Dabei langsame Progressivität sowohl der Beschwerden als auch der Befunde. Fast gleichzeitig mit Beginn der Erkrankung entsteht eine diffuse Schwellung des Handrückens und der Dorsalseite der Finger. Die Handinnenflächen und Finger sind feucht. Die Finger sind in leichter Flexionshaltung; maximale Extension sowie Flexion sind dem Patienten nicht möglich. Die Haut der Hand ist hyperästhetisch.
Das Röntgenbild zeigt dystrophische Veränderungen.
Die Schulterbewegungen sind kapsulär eingeschränkt.

Therapie

Beim Schulter-Hand-Syndrom ist die aktive Mobilisation sehr wichtig. Eine medikamentöse Behandlung mit Kortikosteroiden von 10–20 mg pro Tag ist manchmal wirksam. Häufig sieht man gute Reaktionen auf Ganglion-Stellatum-Blockade. Das Schultergelenk reagiert ausnehmend gut auf intraartikuläre Gaben von Triamcinolonacetonid 40 mg/ml (Volon® A) in Abständen von 10–14 Tagen. Wenn die Schmerzen eine aktive Mobilisation nicht zulassen, ist in diesem Stadium eine passive Mobilisation nach vorheriger Unterkühlung der betroffenen Gelenke mit Eispackungen notwendig.

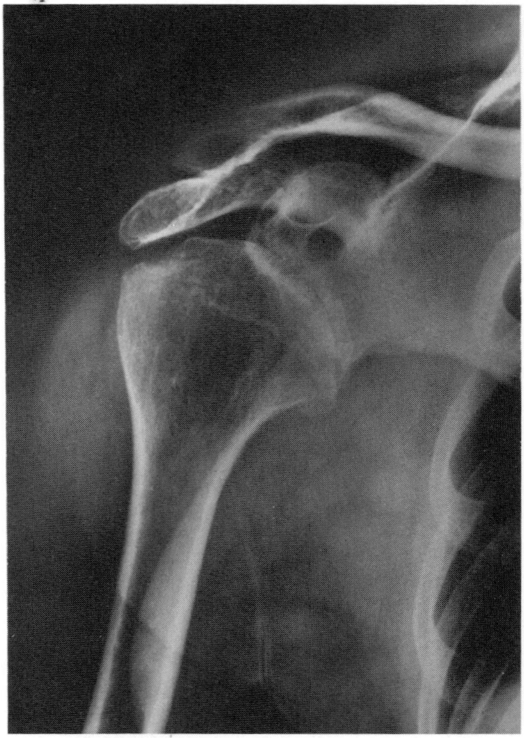

Abb. 25 Osteoarthrose.

Osteoarthrose

Die Osteoarthrose (Abb. 25) ist oft symptomlos, aber sie kann durch ein geringes Trauma, oder häufiger noch durch Überanstrengungen (wenn der Patient über 60 Jahre alt ist) zu Erscheinungen im Sinne einer traumatischen Arthritis führen.
Oft krepitiert das Gelenk während der Bewegung. In vielen Fällen findet man ein kleines Kapselmuster.

Therapie

Steroide sind selten wirksam und, sofern die erste intraartikuläre Injektion keinen guten Erfolg zeigt, hat es keinen Sinn, damit fortzufahren. Physikalische Maßnahmen sind normalerweise auch nicht wirksam.

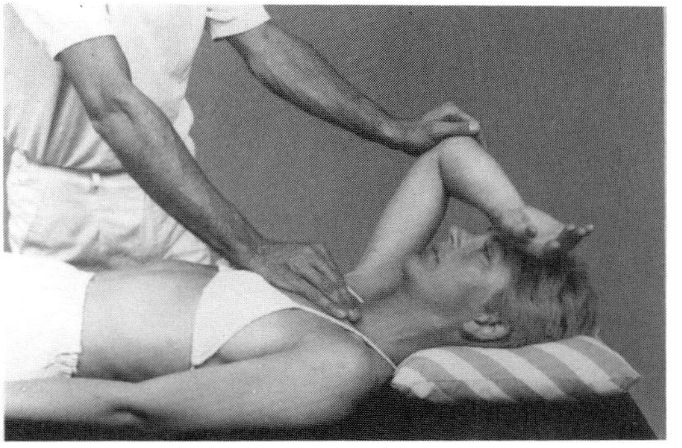

Abb. 26 **Kapseldehnung nach *Cyriax*.**

Mobilisationsbehandlung

Technische Ausführung

Indikationen und in welchen Stadien diese Behandlung angewandt wird, wurde bereits beschrieben. Es gibt verschiedene Methoden, die sich in ihren Resultaten wenig unterscheiden. Allen gemeinsam ist, mit der Abduktion zu beginnen, keinesfalls also mit der Außenrotation! Allgemein wird dabei wenig Kraft angewandt, so daß man auf eine Fixation der Scapula verzichten kann. Die Techniken sind in den einschlägigen Büchern von *James Cyriax, Dos Winkel* und *Fred Kaltenborn* näher beschrieben (Abb. 26, 27).

Distraktionsbehandlung

Die Indikation zu dieser Behandlung ist bereits beschrieben. Jedoch unterscheidet sich diese Behandlung von der Mobilisationsbehandlung dadurch, daß der Therapeut mit viel Gefühl und wenig Kraft eine Bewegung ausführt, die weniger eine Mobilisation, als vielmehr eine Schmerzlinderung erbringt. Deshalb kann man diese Behandlung sehr gut zwischen den Mobilisationsbehandlungen zur Anwendung bringen, falls letztere (sehr) schmerzhaft sind.

Technische Ausführung

Der Patient liegt auf dem Rücken, der Therapeut sitzt neben ihm, mit dem Gesicht zu ihm. Er umfaßt den Oberarm von innen in

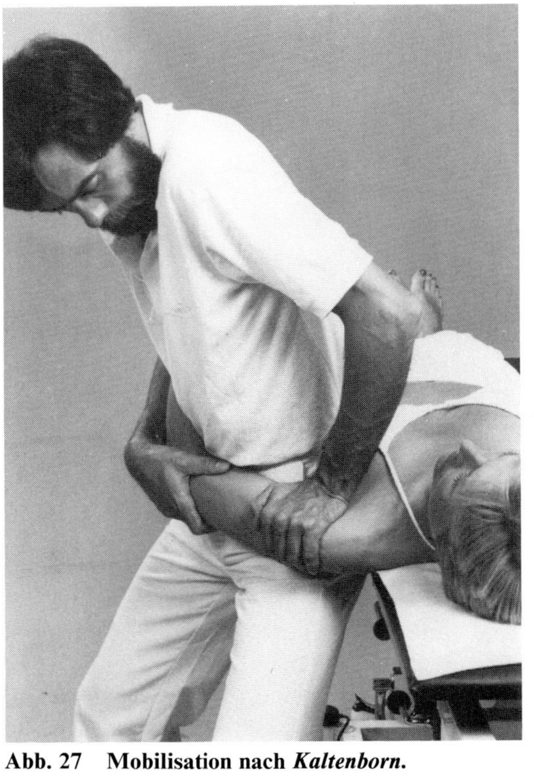

Abb. 27 **Mobilisation nach *Kaltenborn*.**

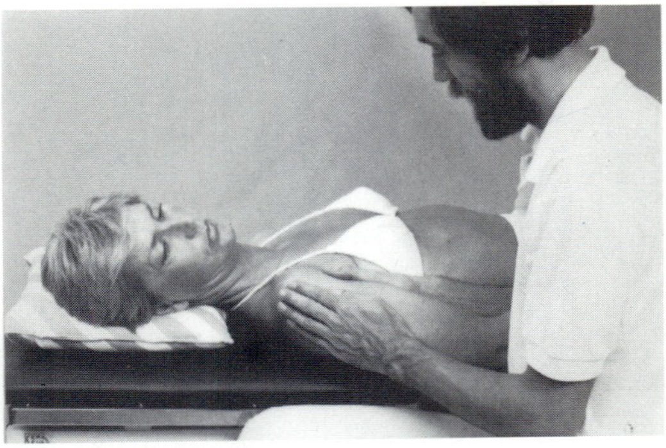

Abb. 28 Distraktion.

der Achselhöhle so dicht wie möglich; mit der anderen Hand erfaßt er das Acromion von lateral (Abb. 28). In dieser Weise wird dann eine Kombinationsbewegung nach ventral und zugleich nach lateral und kranial ausgeführt. Der Patient soll dabei eine Schmerzlinderung verspüren und der Therapeut eine deutliche Entspannung am Deltamuskel sowie gleichzeitig auch eine Erweiterung zwischen Acromion und Humeruskopf bemerken. Diese Behandlung wird intermittierend ausgeführt (etwa 7–10 Sekunden pro Traktion). Verbessert sich dabei die Abduktion, kann man die gleiche (Mobilisations-)Bewegung auch in den verschiedenen Abduktionsstellungen wiederholen. Die ganze Behandlung dauert etwa 15–20 Minuten.

Intraartikuläre Injektion

Der Patient liegt in Bauchlage auf seinem Unterarm, dadurch ist die Schulter gleichzeitig in Innenrotation fixiert. Der posteriore knöcherne Vorsprung, wo das Acromion und die Spina scapulae einen fast rechten Winkel bilden, wird markiert, und hier umfaßt der Arzt die Schulter des Patienten mit Daumen und Zeigefinger, so daß letzterer den Coracoidfortsatz zu tasten bekommt. Einen bis zwei Zentimeter unterhalb seines Daumens sticht der Arzt mit einer 5 cm langen dünnen Kanüle ein in Richtung auf seinen Zeigefinger, bis ein Widerstand durch die Gelenkkapsel überwunden wird. Dann wird 1 ml Triamcinolonacetonid (Volon® A) injiziert (Abb. 29).

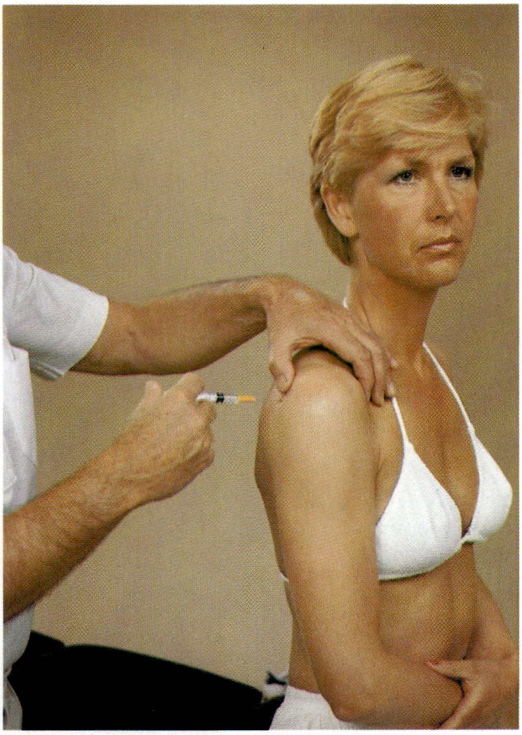

Abb. 29 Intraartikuläre Injektion.

Mobilisation in Narkose

Es gibt Fälle von absoluter Therapieresistenz, bei denen die beschriebenen Behandlungen – trotz strengster Beachtung der verschiedenen Stadien – wirkungslos sind. In solchen Fällen kann man eine Mobilisation in Narkose in Erwägung ziehen; jedoch

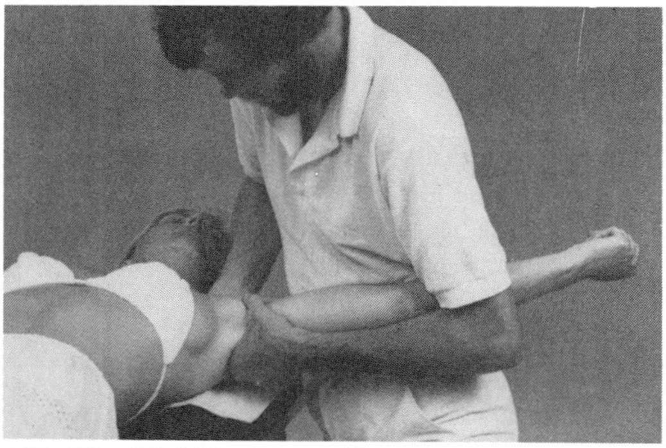

Abb. 30 Mobilisationsgriff.

bleibt eine Mobilisation in Narkose bei älteren Patienten (über 60 Jahre) grundsätzlich unerlaubt, weil die Vena und die Arteria axillaris dabei sehr leicht geschädigt werden (dann endet ein Hilfsversuch dramatisch).
Bei jüngeren Patienten ist nicht mehr als eine Mobilisation in Narkose erlaubt.

Technische Ausführung

Sehr wichtig ist, niemals mit der Rotation zu beginnen, sondern stets mit der Abduktion. Man kann zwei verschiedene Techniken anwenden:

1. Der Patient liegt auf dem Rücken, der Oberarm wird vom Therapeuten am Ellenbogen erfaßt, während er sich mit der anderen Hand auf dem Brustkorb des Patienten abstützt. Mit einem leichten, aber zunehmenden Druck nach kranial bemerkt der Therapeut, wie der kapsuläre Widerstand ganz langsam unter einem deutlich vernehmbaren Geräusch von „zerreißendem Leinen" nachläßt (s. Abb. 26).

2. Mit einer Hand hält der Therapeut den Arm in maximaler Abduktion (Abb. 30), während er mit der anderen Hand die Scapula kräftig kaudalwärts hinunterdrückt. Auch bei dieser Manipulation entsteht ein Distanzgeräusch durch Lösung der Kapselverklebungen. Evtl. kann man anschließend noch die Rotationsbewegungen durchführen.
Nach einer solchen Mobilisationsbehandlung wird eine Injektion, 1 ml Triamcinolonacetonid (40 mg/ml) (Volon® A) intraartikulär gegeben, zusätzlich ein starkes Analgetikum mit 2–4 Stunden anhaltender Wirkung. Am folgenden Tag werden Mobilisationsübungen und Behandlungen begonnen und täglich fortgeführt.

Passive Bewegungseinschränkung ohne Kapselmuster

Akute Bursitis subdeltoidea

Die häufigste Ursache für eine Bewegungseinschränkung von nichtkapsulären Proportionen ist die akute Bursitis subdeltoidea. Die Erkrankung beginnt plötzlich, die volle Entwicklung dauert nur drei Tage. Zunehmende Schmerzen, erst an der Schulter, dann austrahlend bis zum Handgelenk (bei Patienten zwischen 20 und 70 Jahren). Die Untersuchung (Tab. 5) ergibt eine grobe Bewegungseinschränkung. Im Gegensatz zum Kapselmuster ist die Abduktion bei fast voll erhaltener Außenrotation eingeschränkt (zum Beispiel 70 Grad Abduktionseinschränkung bei 20 Grad Außenrotationseinschränkung), im Gegensatz zu den Proportionen bei kapsulären Erkrankungen. Die Schmerzen sind für 10 Tage sehr heftig und die Spontanheilung dauert sechs Wochen. Ein Rückfall an derselben oder der anderen Schulter innerhalb der nächsten fünf Jahre ist absolut möglich. Eine kalzifizierte Supraspinatus-Sehne kann zur Auslösung einer akuten Bursitis führen, wenn sich der Kalk plötzlich in der Bursa verteilt (*Kessel* 1982). Eine akute Bursitis kann grundsätzlich ein Erstsymptom einer rheumatischen Erkrankung sein.

1. Aktive Armhebung	(seitlich)	schmerzhaft eingeschränkt
2. Passive Armhebung	(seitlich)	schmerzhaft eingeschränkt
3. Feststellung eines schmerzhaften Bogens		nein (später ja)
4. Passive Abduktion		stark eingeschränkt
5. Passive Außenrotation		mäßig eingeschränkt
6. Passive Innenrotation		mäßig eingeschränkt
7. Adduktion	(isometrisch)	kräftig und schmerzlos
8. Abduktion	(isometrisch)	kräftig und schmerzlos
9. Innenrotation	(isometrisch)	kräftig und schmerzlos
10. Außenrotation	(isometrisch)	kräftig und schmerzlos
11. Ellenbogenbeugung	(isometrisch)	kräftig und schmerzlos
12. Ellenbogenstreckung	(isometrisch)	kräftig und schmerzlos

Tab. 5 Untersuchungsbefund bei Bursitis subdeltoidea acuta.

Therapie

Die Injektion der Bursa subdeltoidea-subacromialis bei akuter Bursitis mit Triamcinolonacetonid (Volon® A) ist die einzige Behandlungsmöglichkeit, den schmerzgequälten Patienten innerhalb von 24 Stunden beschwerdefrei zu bekommen (Abb. 31).
Die Infiltration der Bursa wird mit 3–5 ml Triamcinolonacetonid 10 mg/ml mit einer Nadellänge von 7 cm ausgeführt.

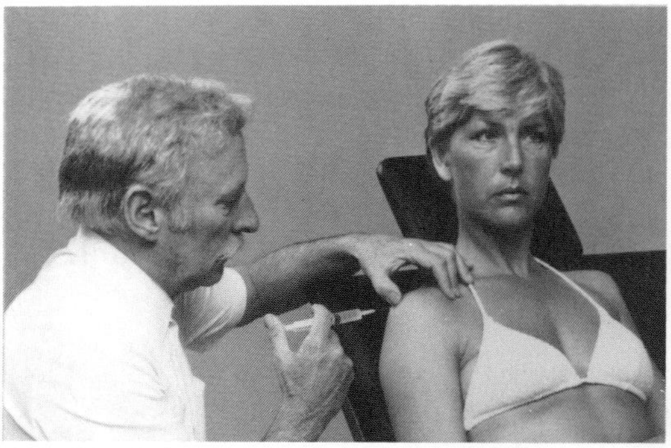

Abb. 31 Injektion der Bursa subdeltoidea.

Technische Ausführung

Nach einer lokalen Identifikation des kaudalen Acromionrandes wird die Nadel ½ cm unterhalb desselben von lateral in horizontaler Richtung eingeführt. Dabei wird von einer Assistenz der Ellenbogen des Patienten kaudalwärts gezogen, so daß ein Spalt zwischen Acromion und Humeruskopf entsteht. Die Nadel wird ohne Widerstand 3–4 cm vorgeschoben und zurückgezogen, währenddessen das Medikament langsam in die Bursa injiziert wird. Damit wird diese sowohl von der Außenseite als auch von der Innenseite her mit dem Medikament in Berührung gebracht. Der Patient sollte nach 24 Stunden eine erhebliche Erleichterung haben; andernfalls ist die Injektion nicht sachgemäß erfolgt. Patienten, welche erst nach acht Tagen eine wesentliche Linderung verspüren, haben keine effiziente Behandlung erhalten.

Bursitis subcoracoidea

Bei der Bursitis subcoracoidea ist die passive Außenrotation schmerzhaft eingeschränkt, die Innenrotation und die Abduktion sind voll. Bei der passiven Außenrotation in 90 Grad Abduktion ist die Außenrotation dagegen voll. Der hauptsäch-

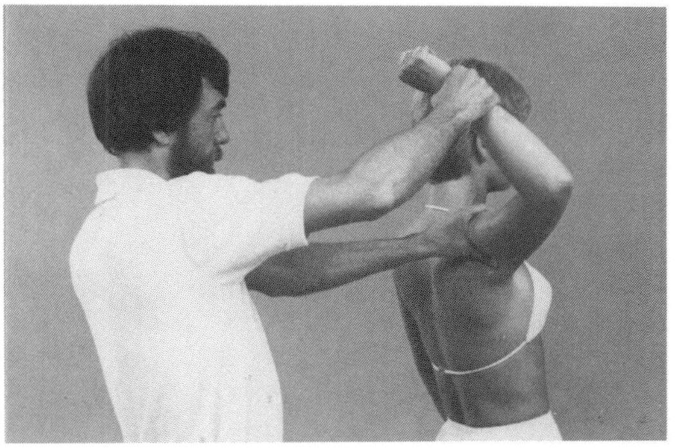

Abb. 32 Passiver vorderer Subluxationstest („Apprehension-Test").

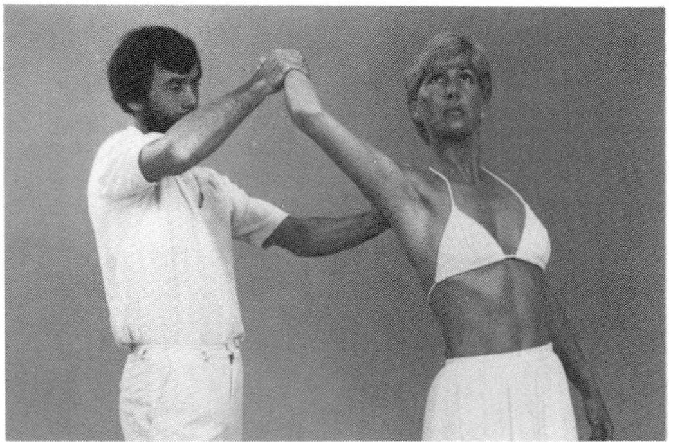

Abb. 33 Aktiver vorderer Subluxationstest.

lich schmerzhafte Befund bei dieser Erkrankung ist die passive horizontale Adduktion vor dem Körper.

Therapie

Die Therapie besteht in der Infiltration der Bursa mit einem Lokalanästhetikum 5 ml ½- oder 1%ig (Procain).

Vordere Schultersubluxation (Werferschulter)

Diese Affektion findet man am häufigsten bei Werfern, Schwimmern oder Sportlern, welche Aufschlag- oder Schmetterballbewegungen machen (Tennis, Badminton, Volleyball).
Während der obengenannten Bewegung entsteht ein Moment heftiger Schmerzhaftigkeit, während sich der Arm in maximaler Außenrotation – Abduktion – Extension befindet (dead-arm-syndrome, *Rowe* et al. 1981). Ursächlich fand man in diesen Fällen ein nicht ausgebildetes oder (teil)rupturiertes Ligamentum glenohumerale mediale (s. Abb. 7). Dieser Stabilitätsverlust verursacht eine sekundäre Überbelastung der Cuffmuskeln, insbesondere des Supraspinatus. Häufig findet man also bei diesen Patienten Befunde einer Supra- und/oder Infraspinatus-Tendopathie, und/oder einer Subscapularis-Tendopathie. Werden nur diese Tendopathien behandelt, kommt es immer wieder zu Rezidiven.

„Apprehension-Test" (modifiziert nach Dos Winkel)

Dieser Test ist eine unwillkürliche Gegenspannung des Patienten, die durch den Untersucher provoziert wird: Man bringt den Arm des Patienten mit der einen Hand in die Werferposition, während man mit der anderen das Acromion an der Vorderseite fixiert und mit dem Daumen von hinten den Humeruskopf nach vorne drückt. Bei diesem Test entstehen die typischen Schmerzen der Werferschulter (Abb. 32).
Ebenso kann man von dieser Position aus gegen Widerstand die Wurfbewegung ausführen lassen (Test nach *Hirschfeld;* Abb. 33).

Therapie

1. Symptomatische Behandlung der sekundären Tendopathie.

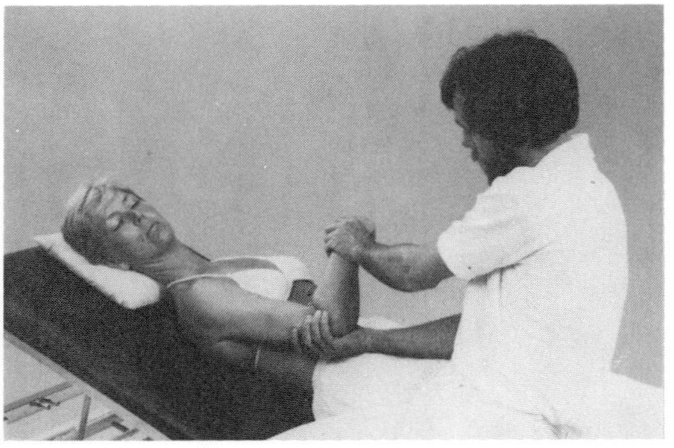

Abb. 34 ***Kochersche*** **Reposition.**

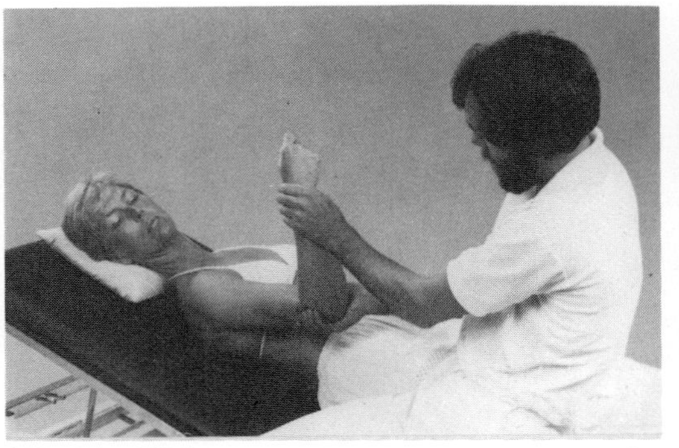

Abb. 35 ***Kochersche*** **Reposition.**

2. Korrektur der Technik der Wurfgewohnheit des Patienten: Anstatt mit der sonst gewohnten Wurfhaltung soll der Sportler mit mehr Adduktion werfen (gilt auch für Spieler beim Schmetterball und/oder Aufschlag beim Tennis).

Vordere akute Schulterluxation

Ursache ist meistens ein indirektes Abduktions- und Außenrotations-Trauma.
Bei dieser Bewegung wird das Caput humeri gegen die vordere Kapsel gepreßt. Hierbei können folgende Verletzungen entstehen:
1. Kapselruptur;
2. Abrisse der Kapsel zusammen mit der Insertion des Subscapularis;
3. Abriß der Kapsel zusammen mit dem Labrum glenoidalis;
4. Beschädigung des Caput humeri durch das Glenoid.

Bei jüngeren Patienten sieht man öfter die Abrisse, während bei älteren Patienten häufiger Kapselrupturen vorkommen.

Therapie

In den ersten Stunden die Reposition ausführen und wenn möglich, vorher ein Röntgenbild zum Ausschluß einer Fraktur anfertigen lassen. Die sofortige Reposition im Akutstadium der ersten Stunden besteht in einer einfachen, aber sehr langsam ausgeführten Außenrotation. Einige Stunden später jedoch versucht man die Reposition, wie sie von *Kocher* beschrieben wird, wobei alle Bewegungen ebenfalls wieder ganz langsam und sehr vorsichtig ausgeführt werden müssen.

Kochersche Reposition (rechtes Schultergelenk)

Die rechte Hand des Therapeuten umfaßt den Ellenbogen, die linke Hand das Handgelenk des Patienten (Abb. 34). Während die rechte Hand eine Traktion am Humerus bei unveränderter Haltung des Patienten gibt, wird unter Zug ganz langsam eine Außenrotation soweit wie möglich ausgeführt (dabei wird der M. subscapularis gedehnt!). In dieser Position, d. h. in maximaler Außenrotation (Abb. 35), wird der Ellenbogen des Patienten vor den Thorax gebracht (Anteflexion mit Adduktion), dann wird eine langsame Innenrotation (Abb. 36) ausgeführt (die eigentliche Reposition erfolgt hier häufig, ohne daß man das Einschnappen des Gelenkes bemerkt).

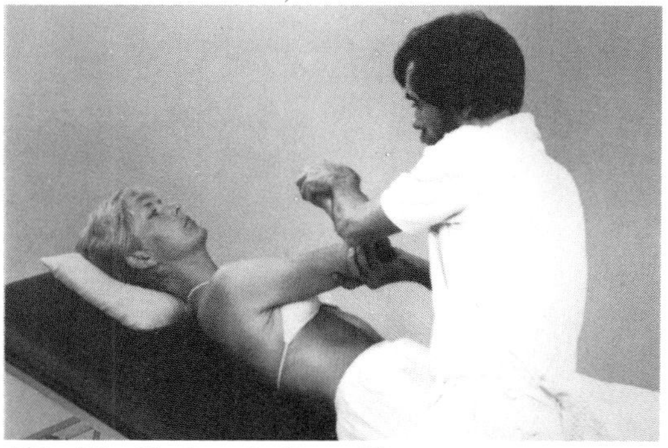

Abb. 36 ***Kochersche*** **Reposition.**

Falls möglich und erforderlich, kann der Patient vorher mit Valium 10 mg intravenös sediert werden. Nur wenn eine Reposition in dieser Weise nicht gelingt, soll diese in gleicher Weise in Narkose ausgeführt werden.

Nachbehandlung

Das wichtigste ist die Vermeidung jeglicher Außenrotation in den ersten drei Wochen, um die verletzte vordere Kapsel zu schonen. Während dieser Zeit sollte der Patient eine Mitella tragen, diese jedoch beim Waschen abnehmen und sowohl morgens als auch abends mehrere aktive volle Armhebungen ausführen.

Vordere habituelle Schulterluxation

Häufig kommt es – insbesondere bei jüngeren Menschen – nach einer akuten Luxation zu Rezidiven. In einigen Fällen können dann die Patienten ihre Luxation selbst reponieren. Die Luxation ereignet sich immer in Außenrotation, z. B. beim Werfen. Hier ist der bei der Subluxation beschriebene „apprehension test“ immer positiv.

Therapie

Immer operativ.

Hintere Schulterluxation

Diese Schulterluxation kommt relativ selten vor, nur in 5 % aller Fälle. Die Ursache ist meistens traumatisch, z. B. erfolgt sie durch eine forcierte Innenrotation (Armausrenken) oder beim Sturz auf den am Körper gehaltenen Arm.
Bei der Untersuchung findet man eine völlig maximal eingeschränkte Außenrotation, wogegen der Patient meistens noch ziemlich gut den Arm abduzieren kann. Bei der Palpation fällt einem das Coracoid geradezu entgegen.

Therapie

Die Reposition besteht in einer sehr langsam und vorsichtig unter Traktion ausgeführten Außenrotation.

Hintere habituelle Schulterluxation

Sie kommt nur selten vor, ist jedoch ebenfalls therapeutisch immer operativ anzugehen.

Acromioclaviculargelenks(ACG)-Affektionen

ACG-Affektionen können *primär traumatisch* (meist bei jüngeren Menschen) oder *sekundär degenerativ* (meist bei Älteren) auftreten. Zum Beispiel kommt es nach länger bestehenden oder rezidivierenden Schulteraffektionen zu einer Überbelastung des Acromioclaviculargelenks (*MacNab* und *Hastings* 1968, *Neer* 1973). Die Schmerzen werden direkt an der Schulter selbst empfunden (C4-Dermatom) und

strahlen bei der primären ACG-Affektion niemals in den Arm aus. Sie können durch extreme passive Bewegungen im Schultergelenk ausgelöst werden. Häufig sind die letzten 20 Grad der aktiven und passiven Armhebung dabei schmerzhaft. (Dieses wird auch in der neueren Literatur als „painful arc" beschrieben – obgleich der Schmerz nicht wieder verschwindet. Es handelt sich hier also nicht um einen „painful arc", wie ihn *Cyriax* beschreibt (s. S. 41). Trotzdem spricht man hier von einem „acromioclavicularen painful arc"). Bei der Untersuchung finden wir eine fast volle Beweglichkeit. Bei der passiven Armhebung ist das Endgefühl härter als normal. Die passive horizontal ausgeführte Adduktion des Armes (vor dem Körper) ist die schmerzhafteste Bewegung und häufig eingeschränkt (Abb. 37). Bei dieser Bewegung wird das Acromioclaviculargelenk an der Vorderseite komprimiert und an der Hinterseite gedehnt (*Cyriax* 1976, *Penny* 1981).
Bei *sekundärer ACG-Affektion* klagt der Patient zusätzlich zu seinen Oberarm(Deltamuskel)-Schmerzen nunmehr auch über Schmerzen in der Schulter selbst.
Auch kommen (traumatisch) Subluxationen und Luxationen im Acromioclaviculargelenk vor. Die Subluxationen verursachen im allgemeinen keine Beschwerden, abgesehen von den traumatischen Reaktionen (traumatische Arthritis) direkt nach dem Trauma.
Bei der Luxation des Acromioclaviculargelenks (Abb. 38) sind ebenfalls die coracoclavicularen Ligamente zerrissen. Nur in diesem Falle haben wir das „Klaviertastenphänomen".

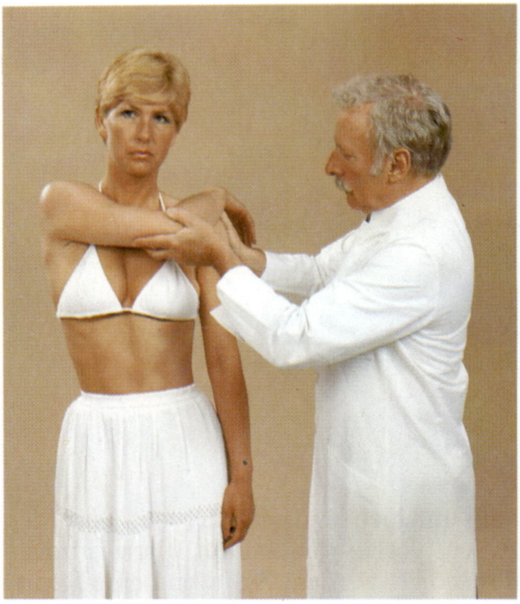

Abb. 37 Passive Adduktion.

Palpation

Die Palpation ist in diesem Falle ganz besonders wichtig, um den Gelenkspalt akkurat zu identifizieren. Ohne eine vorausgehende sehr exakte Palpation wird der Arzt immer Schwierigkeiten haben, das AC-Gelenk bei der Injektion zu treffen. Dabei kann der Patient recht unangenehme, zusätzliche Periostschmerzen bekommen, aber die eigentlichen Beschwerden wären nicht beseitigt.
Die Palpation beginnt am lateralen Acromionrand, dem wir nach ventral folgen bis zu dem vorderen Eckpunkt, welcher rund und flach zu fühlen ist. Etwa 1 cm nach medial fühlt man eine kleine V-förmige Einbuchtung. Dieses ist der *vordere* Eingang des Acromioclaviculargelenkes. Den *hinteren* Eingang findet man, indem man dem Vorderrand der Spina scapulae folgt (nach anterolateral); dort wo die Spina und die Clavicula sich treffen, wird gleichfalls ein kleiner V-förmiger Einschnitt gebildet. Die Verbindung zwischen beiden V-Einschnitten ist der genaue Verlauf des Gelenkspalts (Abb. 39, 41).

Therapie

Bei den *primären ACG-Affektionen* wird eine intraartikuläre Injektion ausgeführt,

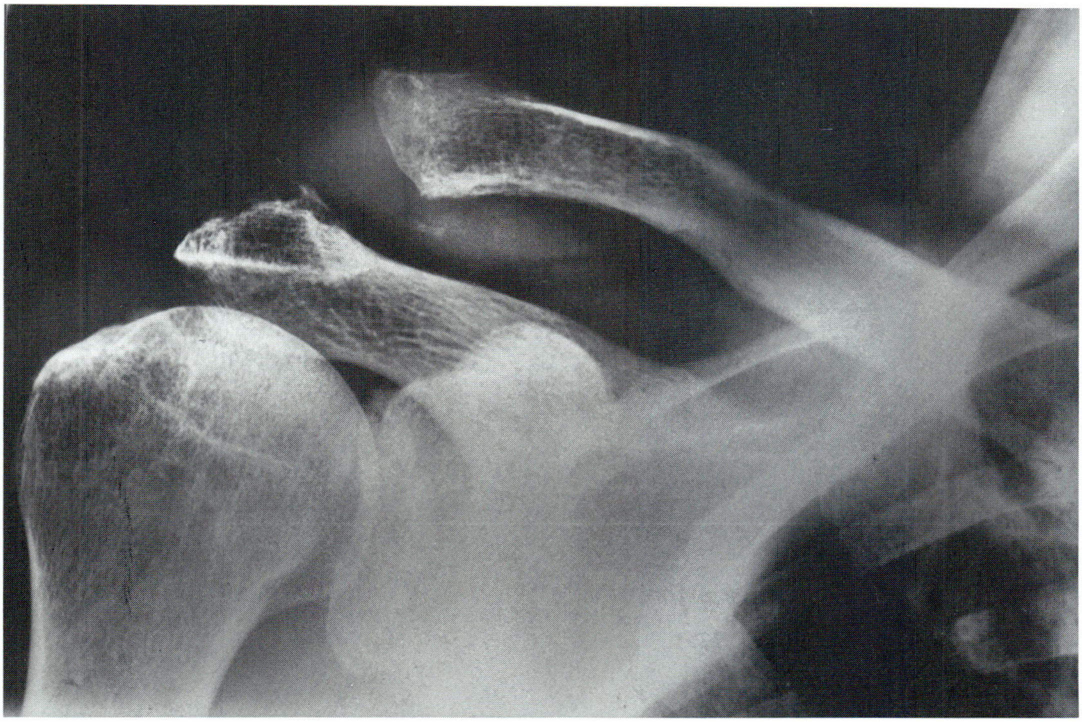

Abb. 38 Luxation des Acromioclaviculargelenks.

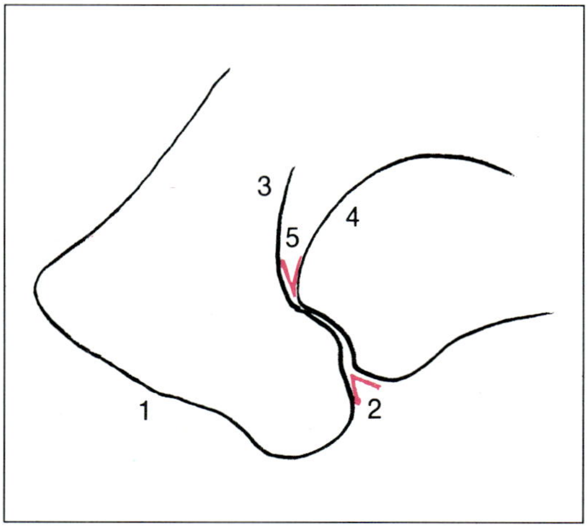

Abb. 39 Strukturen des Acromioclaviculargelenks. 1= Lateraler Acromionrand, 2 = Vorderer Eingang des ACG, 3 = Vorderrand der Spina scapulae, 4 = Clavicula, 5 = Hinterer Eingang des ACG.

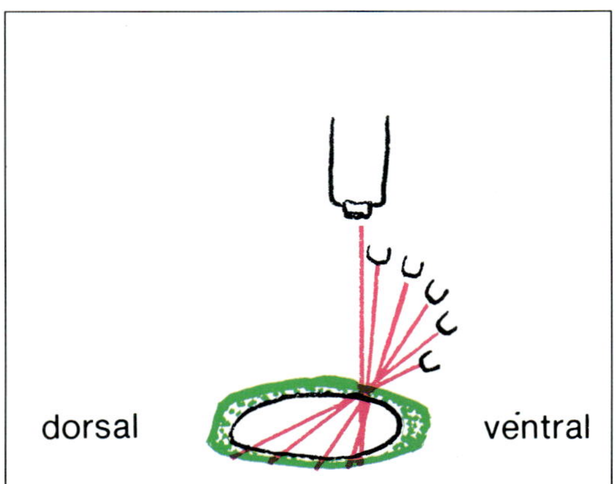

Abb. 40 Injektionstechnik des Acromioclaviculargelenks.

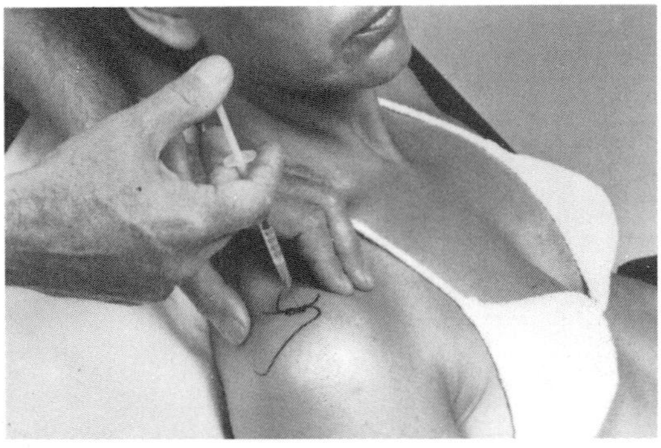

Abb. 41 Verlauf des Gelenkspalts.

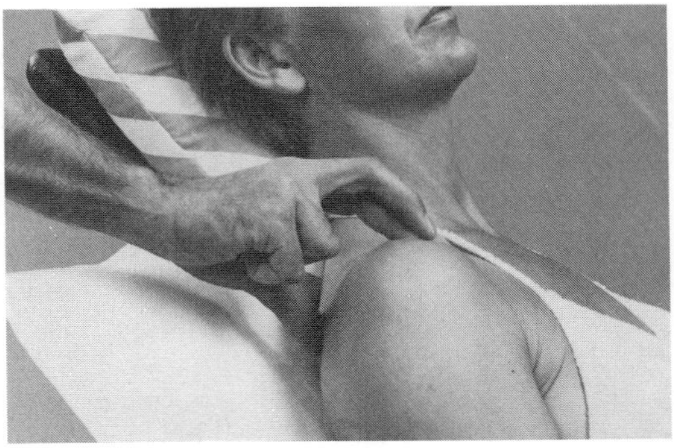

Abb. 42 Querfriktion der ACG-Ligamente.

gleichzeitig dabei eine Infiltration an den unteren ACG-Ligamenten. Eine 2 cm lange Nadel (oder länger, wenn notwendig, aber so dünn wie möglich) wird am ventralen Gelenkspalt nach kaudal eingestochen. 0,5 ml Triamcinolonacetonid 10 mg/ml werden intraartikulär verabfolgt und der Rest der Lösung in den unteren Ligamenten von posterior nach anterior tropfenförmig verteilt (Abb. 40).
Eine Injektion genügt gewöhnlich, um eine anhaltende Besserung zu erzielen.
Bei den *sekundären ACG-Affektionen* muß neben der Behandlung des ACGs ebenfalls die primäre Ursache behandelt werden (z. B. Supraspinatus-Tendopathie, chronische Bursitis subdeltoidea etc.).
Sind bei der primären oder sekundären ACG-Affektion auch die oberflächlichen Ligamente betroffen, so können diese sehr gut mit der Querfriktion nach *Cyriax* behandelt werden (selten sind diese jedoch solitär betroffen).
Tiefe Querfriktion nach *Cyriax* ist eine sehr lokal ausgeführte Massage, *die nur in einer Richtung und immer quer zur Faserrichtung mit gleichzeitiger tiefer Wirksamkeit* ausgeführt wird.
Die Behandlung hat einen dreifachen Effekt:
1. eine Schmerzlinderung;
2. eine Mobilisation (Verhinderung und/oder Beseitigung von Adhäsionen nach Trauma oder Entzündung);
3. Durchblutungsförderung.

Ausführung

Der Therapeut steht hinter seinem Patienten und lokalisiert – genau wie bei der Injektion beschrieben – den Gelenkspalt. Er bewegt die Kuppe des Zeigefingers quer über die ACG-Ligamente von anterior nach posterior. Der Gelenkspalt verläuft im allgemeinen von posterio-medial nach anterio-lateral. Diese Behandlung wird dreimal wöchentlich 15 bis 20 Minuten ausgeführt (Abb. 42).

Posttraumatische Osteolyse

Wenn die konservative Behandlung von ACG-Affektionen nicht erfolgreich ist, muß man an das seltene Vorkommen einer posttraumatischen Osteolyse denken. Diese Affektion ist nur röntgenologisch zu bestätigen. Dabei sieht man eine Erweiterung des Gelenkspaltes und Unregelmäßigkeiten der Gelenkoberfläche an der Clavicula.

Therapie

Die Therapie ist in diesen Fällen nur operativ. Aber auch ohne diesen Befund einer Osteolyse ist in hartnäckigen rezidivierenden und konservativ therapieresistenten Fällen die operative Behandlung in Erwägung zu ziehen.

Soweit eine Subluxation zu anhaltenden und therapieresistenten Beschwerden Anlaß gibt (siehe Osteolyse), kann die Behandlung operativ erfolgen. Im übrigen sollte man nur echte Luxationen – sofern sie Behinderungen oder unbeeinflußbare Schmerzen verursachen – operativ behandeln.

Sternoclaviculargelenks-Affektionen

Die häufigste Affektion hierbei ist die Subluxation infolge eines indirekten Traumas. Dabei entsteht eine Kapselruptur und das mediale Ende der Clavicula luxiert nach ventral-kranial, soweit es das Ligamentum costoclaviculare erlaubt. Der Patient empfindet seine Schmerzen genau an der Affektionsstelle (keine Schmerzausstrahlung). Die Subluxation ist sichtbar und gut zu palpieren. Bei der Funktionsuntersuchung sind ebenso wie beim Acromioclaviculargelenk alle passiven Bewegungen endgradig schmerzhaft, wobei auch hier die passive horizontal ausgeführte Adduktion (vor dem Körper) die schmerzhafteste Bewegung ist.

Therapie

In akuten sowie in chronischen Fällen wird eine intraartikuläre Injektion mit 1 ml Triamcinolonacetonid 10 mg/ml verabfolgt. Der Arm muß nach dieser Injektion drei Tage in einer Mitella getragen werden.

Osteoarthrose

Eine Osteoarthrose findet sich in diesem Gelenk am häufigsten bei Frauen mittleren Alters, verursacht jedoch keinerlei Beschwerden mit Ausnahme einer lokalen Anschwellung und ist daher vom therapeutischen Gesichtspunkt aus irrelevant.

Schmerzhafter Bogen (painful arc)

Wenn ein Patient bei der aktiven Armhebung vorwärts oder seitwärts (mit Anteflexion oder Abduktion) während des Bewegungsverlaufes einen vorübergehenden Schmerz empfindet, der bei der weiteren Armhebung wieder verschwindet, dann spricht man nach *Cyriax* von einem „painful arc".
In den meisten Fällen tritt ein painful arc nur bei der aktiven Armhebung in Erscheinung. Er kann jedoch auch beim Herunterlassen des Armes und in wiederum anderen Fällen bei beiden Bewegungen oder sogar bei der passiven Armhebung auftreten.
In allen diesen Fällen, also unabhängig von der Art der Bewegung, sei sie nun aktiv, passiv nach oben oder unten, handelt es sich um einen kurzandauernden Schmerzreiz von Geweben, welche sich zwischen dem Schulterdach (bestehend aus dem Acromion, dem Lig. coracoacromiale und dem Processus coracoideus) und dem Humeruskopf (Tuberculum majus und minus) befinden.

Das sogenannte „painful arc"-Syndrom (Abb. 43) ist ein Symptom, d. h. eigentlich mehr ein Befund für eine oder mehrere Läsionen einer oder mehrerer Strukturen, die sich zwischen Humeruskopf und Schulterdach befinden.
Sehr häufig ist die Ursache dabei eine Bursitis subdeltoidea.

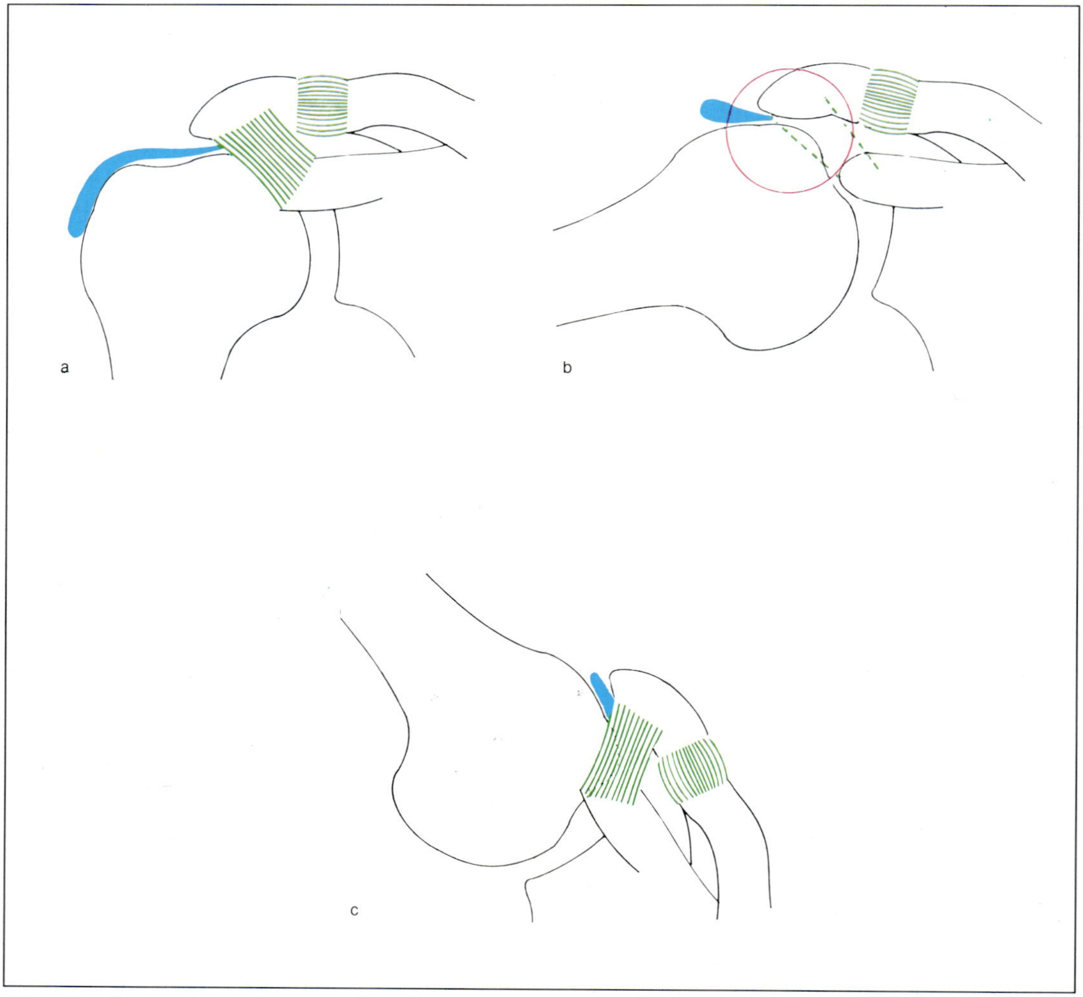

Abb. 43 Schmerzhafter Bogen. a) kein Schmerz, b) Schmerz, c) kein Schmerz.

Chronische Bursitis subdeltoidea

Auch hier wird man (ähnlich wie bei den ACG-Affektionen) eine primäre von einer sekundären Bursitis unterscheiden. Eine chronische Bursitis jedoch ist nicht die Verlängerung oder Spätfolge einer akuten Bursitis. Die akute Bursitis ist eine völlig eigenständige Erkrankung (s. S. 33).

Die „primäre" chronische Bursitis kann in allen Altersgruppen zwischen 15 und 65 Jahren vorkommen. Die Ursache ist wahrscheinlich die Folge einer anderen, häufig degenerativen, aber nicht-symptomatischen Schulteraffektion.

Die sekundäre chronische Bursitis kommt viel häufiger vor, als die primäre und entsteht immer als eine Spätfolge einer „Cuff"-Affektion, einer ACG-Affektion oder aufgrund von Unregelmäßigkeiten des Acromions und/oder des Tuberculum majus (z. B. nach Frakturen).

1.	Aktive Armhebung	(seitlich)	voll und teilweise schmerzlos
2.	Passive Armhebung	(seitlich)	voll und schmerzlos
3.	Feststellung eines schmerzhaften Bogens		ja
4.	Passive Abduktion		voll und schmerzlos
5.	Passive Außenrotation		
6.	Passive Innenrotation		
7.	Adduktion	(isometrisch)	kräftig und schmerzlos
8.	Abduktion	(isometrisch)	
9.	Innenrotation	(isometrisch)	
10.	Außenrotation	(isometrisch)	
11.	Ellenbogenbeugung	(isometrisch)	
12.	Ellenbogenstreckung	(isometrisch)	

Tab. 6 Untersuchungsbefund Chronische Bursitis subdeltoidea.

Klinische Befunde

Bei der primären, ebenso wie auch bei der sekundären chronischen Bursitis ist bei der Funktionsuntersuchung der schmerzhafte Bogen (painful arc) der wichtigste Befund (Tab. 6).
In vielen Fällen finden wir keine Befunde der obengenannten primären Affektionen, die wie viele degenerative Prozesse oft symptomlos bleiben.
Manchmal findet man neben einem schmerzhaften Bogen eine oder mehrere passive Bewegungen endgradig schmerzhaft ohne Einschränkung; auch können dabei isometrische Abduktion und Außenrotation schmerzhaft sein. Dann wird häufig fälschlicherweise z. B. die Supraspinatus-Sehne behandelt, ohne daß diese für die Beschwerden verantwortlich ist, weil durch die Abduktion gegen Widerstand gleichfalls eine Anhebung des Humeruskopfes erfolgt und dadurch die Bursa gegen das Schulterdach gequetscht wird. Zur Unterscheidung dieser beiden Möglichkeiten kann man den folgenden Test ausführen:
Der Untersucher umfaßt in der Ellenbeuge den Arm des Patienten und zieht den Humerus langsam nach unten (wobei der Patient ganz entspannen soll). Mit der anderen Hand wird der laterale Acromionrand palpiert und sobald der Untersucher hier eine Vergrößerung des Abstandes zwischen Acromion und Humerus fühlt, wird der Patient aufgefordert, den Arm gegen Widerstand (aber sehr langsam) zu abduzieren (Abb. 44). Bei diesem Test wird die Sehne des Supraspinatus gedehnt. Werden bei diesem Test die Schmerzen verstärkt, so ist der Supraspinatus betroffen. Die Bursa dagegen wird bei diesem Test entlastet. Ist demnach der Test negativ (also nicht schmerzhaft), dann muß die Bursa betroffen sein.
Beachte: Findet man an einem Patienten verschiedene positive Befunde bei den Widerstandsuntersuchungen und bei der passiven Bewegungsuntersuchung, aber ständig einen schmerzhaften Bogen, so muß man immer in erster Linie an eine Bursitis denken.

Therapie

Die chronische Bursitis, sowohl die primär-chronische, als auch die sekundäre, reagiert im allgemeinen ausgezeichnet auf eine Injektion mit einem Lokalanästhetikum. Vor der Infiltration der Bursa sollte man sich vergegenwärtigen, ob hauptsächlich der subacromiale Teil oder der durch

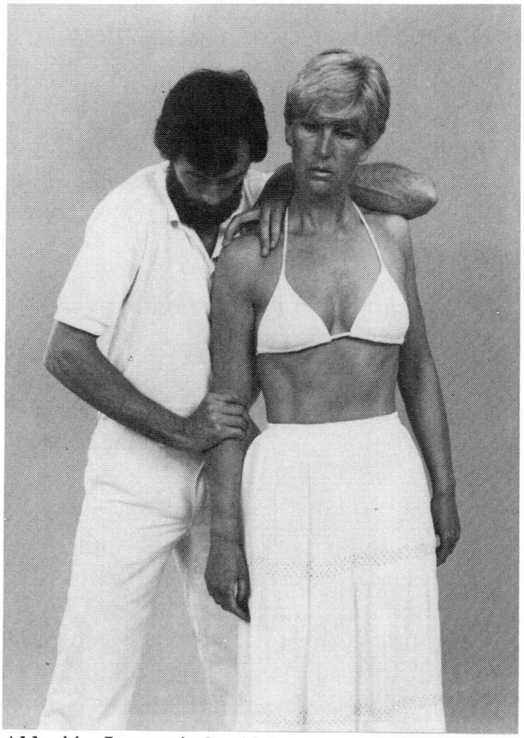

Abb. 44 Isometrische Abduktion während Traktion am Humerus.

die Druckempfindlichkeit feststellbare subdeltoide Teil betroffen ist.
Die Injektion (Abb. 45) wird mit 1%iger Lösung eines Lokalanästhetikums mit einer 5 ml Injektionsspritze ausgeführt, wie bei der akuten Bursitis bereits beschrieben (s. S. 34). Dabei wird die Procainlösung nur an den Stellen appliziert, an denen der Patient seine Schmerzen äußert. Anschließend werden die erhobenen Befunde kontrolliert. Im positiven Fall sind die Schmerzen, ebenso wie der Befund des schmerzhaften Bogens, verschwunden.
Die weiteren Injektionen werden nach 8 bis 10 Tagen wiederholt bis zur völligen Beschwerdefreiheit, die nach 2 bis 6 Behandlungen die Regel ist.
Sind jedoch bei der Nachuntersuchung Befund und Schmerz unverändert, so kann man der nächsten Injektion 1 ml Triamcinolonacetonid 10 mg/ml beigeben.
Ist die Bursitis sekundäre Folge einer anderen Schulteraffektion, so ist diese Affektion ebenfalls zu behandeln, da es sonst zu einem Rezidiv kommt.

Passive volle Beweglichkeit mit isometrischem Muskelkontraktionsschmerz

Supraspinatus-Tendinitis

Von allen Schulterläsionen kommen Supraspinatusaffektionen (Tendopathien mit oder ohne Kalzifikation oder Rupturen) am meisten vor. Der M. supraspinatus ist zusammen mit dem M. deltoideus der wichtigste Abduktor. Beim Seitwärtsheben des Armes wird der Abstand zwischen der Sehne einerseits, dem Acromion und den coracoacromialen Ligament andererseits verkleinert. Wenn Überbelastung der Sehne auftritt, so wie es oft bei bestimmten Sportarten vorkommt, kann es zu einer Entzündungsreaktion kommen. Durch diese Entzündungsreaktion, die mit

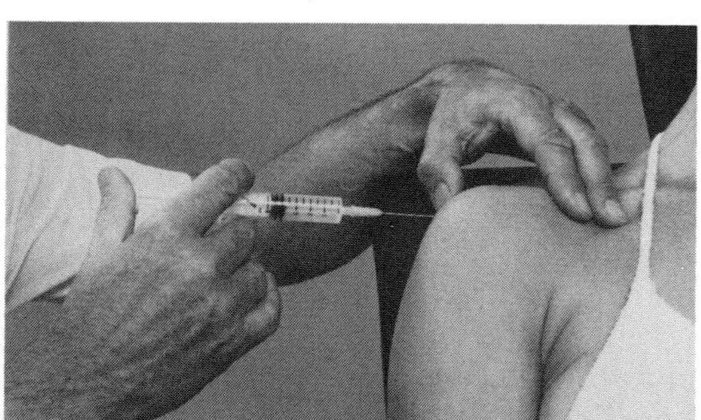

Abb. 45 Injektion der Bursa subdeltoidea.

Schwellung (Ödem) einhergeht, entsteht dann beim Seitwärtsheben des Armes zwischen 60 und 120 Grad ein Scheuereffekt mit dem Schulterdach. Das bedeutet erneute Mikrotraumata der Sehnen und der Teufelskreis ist geschlossen. Durch die mäßige oder schlechte Vaskularisation der Sehne des M. supraspinatus kommt es relativ schnell zu degenerativen Veränderungen. Es sind im besonderen die Sportarten betroffen, bei denen explosive oder dynamische Komponenten eine wichtige Rolle spielen.
Explosive Sportarten: Vor allem Wurfsportarten wie Speerwerfen, Diskuswerfen, Baseball- und Handballspielen oder Aufschlag- und Schmetterball beim Tennissport usw. Es geht hierbei stets um sehr kurze Momente, wobei maximale Kraftanspannung geliefert wird.
Dynamische Sportarten: Im besonderen Brustschwimmen, aber auch Kraulen mit vielen wiederholten Bewegungen, ohne ausgesprochen explosive Aktivitäten.
Man unterscheidet vier Phasen von Wurf- und Smashbewegungen:
1. die Rückschwungphase
2. die Übergangsphase
3. die Akzelerationsphase (Verschnellerungsphase)
4. die Durchschwungphase.

Zu 1: Bei der „Rückschwungphase" („back-swing-phase") ist der Arm am Ende der Bewegung maximal gestreckt, abduziert und außenrotiert. Der meiste Streß kommt dabei auf den M. subscapularis und die Sehne vom langen Kopf des M. biceps brachii. Die wichtigsten Muskeln für das Zustandekommen der Rückschwungphase sind der M. supraspinatus, M. deltoideus, M. infraspinatus und M. teres minor. In dieser Position preßt sich das hypovaskuläre Gebiet der Sehne des M. supraspinatus gegen das Acromion.

Zu 2: Unter der Übergangsphase („dragphase") versteht man den Moment, bei dem die Rückschwungphase plötzlich in die Akzelerationsphase übergeht. Es wirken nun extreme Kräfte auf den gedehnten M. subscapularis und den M. biceps brachii ein, welche nun plötzlich maximal anspannen müssen, genauso wie der M. coracobrachialis.

Zu 3: Die Akzelerationsphase ist die Bewegung, bei der der Arm eine gewaltige explosive Beschleunigung nach vorn macht. Es ist die maximale Kontraktion des M. biceps brachii und des M. coracobrachialis. Der Arm geht von maximaler Außenrotation zur Innenrotation über, er führt also eine Bewegung von mehr als 120 Grad aus. Das verlangt große Kraft und Genauigkeit von allen Muskeln der Rotatorensehnen, die den Schulterkopf aktiv fixieren müssen.

Zu 4: Die Durchschwungphase („follow through-phase") wird markiert durch das aktive Abbremsen der Wurfbewegung durch die Mm. supraspinatus, infraspinatus und teres minor.
Beim Brust- und Schmetterlingsschwimmen kommt neben den beschriebenen traumatisierenden Momenten noch ein Extraproblem hinzu: In der Phase, in welcher der Arm sich entlang dem Körper befindet, werden die Sehnen des langen Kopfes des M. biceps brachii und des M. supraspinatus über dem Humeruskopf gedehnt. Hierdurch wird das wenige Blut, das sich in den Sehnen befindet, noch weggedrückt. Man nennt dieses das „wringing-out"-Phänomen. Bei einem Brustschwimmer, der z. B. 1200 m pro Tag trainiert, entsteht dieser Mechanismus dann ± 7200 mal pro Tag (*MacNab* 1973, *Kennedy* 1974). Das praktisch völlig ischämische Gebiet, während der Arm sich am Körper befindet, erstreckt sich über eine Länge von 1 cm von der Insertionsstelle der Sehne des M.supraspinatus. Bei der Bizepssehne erfaßt es den ganzen intraartikulären Bereich der Sehne. Dasselbe „wringing-out"-Phänomen gibt es auch bei Langstreckenläufern, wobei in je-

der Schwungphase des Armes ein Moment der Blutleere eintritt, sowohl in der Supraspinatus-Sehne, als auch in der Sehne des langen Bizeps-Kopfes. Es ist wichtig, besonders im Hinblick auf die einzuschlagende Therapie, zu wissen, ob bestimmte Hobbies oder Sportarten vom Patienten ausgeübt werden, die als mögliche Ursache für die Beschwerden anzusehen sind.

Klinische Befunde

Bei einmaliger Überbelastung ist die Prognose gewöhnlich besser und die Heilungsperiode kürzer als bei chronischen Überbelastungen durch bestimmte Arbeiten oder Sportarten. Der Patient klagt meistens über Schmerzen im Deltaansatzbereich, welche ab und zu in den radialen Unterarm ausstrahlen. Der Schmerz ist eindeutig bewegungsabhängig und der Patient beschreibt sogar seinen schmerzhaften Bogen, den der Arzt bei der Untersuchung bestätigt findet. Man unterscheidet die folgenden klinischen Stadien bei der Supraspinatus-Tendopathie.

Stadium 1: Nur Schmerz nach der Aktivität (sportliche oder arbeitsmäßige Belastungen).

Stadium 2: Schmerz zu Beginn und nach der Belastung.

Stadium 3: Schmerz während und nach der Belastung (ohne deutliche Beeinflussung der Leistung).

Stadium 4: Schmerz während und nach der Belastung (mit deutlicher Beeinflussung der Leistung).

Stadium 5: Dauerschmerz, der keine Belastung mehr zuläßt.

Stadium 6: Ruptur.

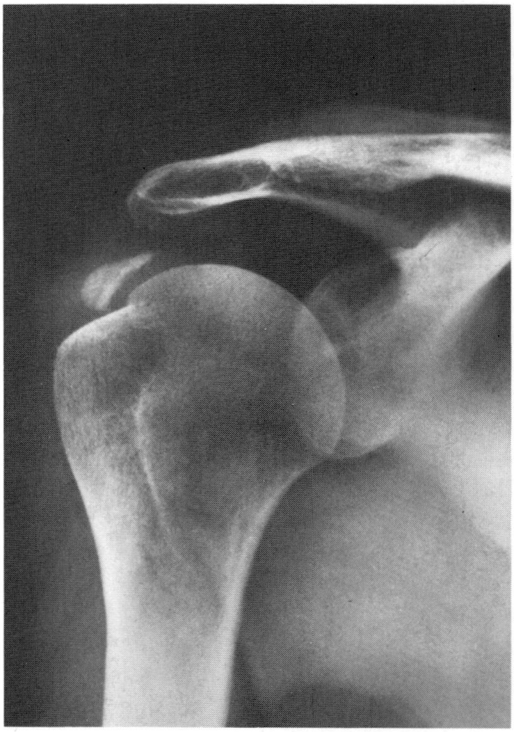

Abb. 46 Kalzifikation in der Supraspinatus-Sehne.

Funktionsuntersuchung

Bei der funktionellen Untersuchung sind die passiven Bewegungen gewöhnlich nicht eingeschränkt. Das heißt, das Endgefühl ist normal, aber die passiv ausgeführte Armhebung ruft einen Endschmerz hervor, weil dann der distale Teil der Sehne des Supraspinatus gegen die Lippe des Glenoids gequetscht wird. *Cyriax* beschreibt, daß es sich in diesem Fall um eine Schädigung des tieferen Teiles der Insertion handelt.
Ein schmerzhafter Bogen zeigt, daß die Schädigung im oberflächlichen Insertionsbereich der Sehne liegt.
Bei den Widerstandsuntersuchungen ist die Abduktion schmerzhaft, in einzelnen Fällen nur bei der Entspannung (Loslaßschmerz), übereinstimmend mit dem vorher beschriebenen Stadium 1. Nicht selten ist auch die Außenrotation gegen Wider-

1.	Aktive Armhebung	(seitlich)	voll schmerzhaft
2.	Passive Armhebung	(seitlich)	
3.	Feststellung eines schmerzhaften Bogens		möglich
4.	Passive Abduktion		voll und schmerzlos
5.	Passive Außenrotation		
6.	Passive Innenrotation		
7.	Adduktion	(isometrisch)	kräftig und schmerzlos
8.	Abduktion	(isometrisch)	kräftig und schmerzhaft
9.	Innenrotation	(isometrisch)	kräftig und schmerzlos
10.	Außenrotation	(isometrisch)	kräftig und manchmal schmerzhaft
11.	Ellenbogenbeugung	(isometrisch)	kräftig und schmerzlos
12.	Ellenbogenstreckung	(isometrisch)	

Tab. 7 Untersuchungsbefund Supraspinatus-Tendinitis.

stand schmerzhaft, weil der Supraspinatus auch bei der Außenrotation wirksam ist.
Wenn das Seitwärtsheben des Armes mit Außenrotation erfolgt, kann der Patient diese Bewegung meist schmerzlos ausführen. Der schmerzhafte Bogen ist verschwunden, weil die Supraspinatussehne jetzt mehr nach posterior unter dem Acromion durchgeht, wo mehr Raum vorhanden ist, so daß die Sehne hier nicht gequetscht wird. Umgekehrt aber kann das Seitwärtsheben des Armes mit Innenrotation den schmerzhaften Bogen noch verstärken.
Nach *Cyriax* handelt es sich, wenn das Seitwärtsheben des Armes mit Außenrotation doch schmerzhaft ist, um eine Schädigung des vorderen Aspektes der Sehneninsertion.
Röntgenaufnahmen der Schulter zeigen ab und zu Kalzifikationen in der Supraspinatus-Sehne (Abb. 46). Dieses ist unbedeutend für die einzuschlagende Therapie, wenn die Funktionsuntersuchung erweist, daß der M. supraspinatus nicht die Ursache ist.
In einigen Fällen werden bei der Funktionsuntersuchung (Tab. 7) Befunde festgestellt,

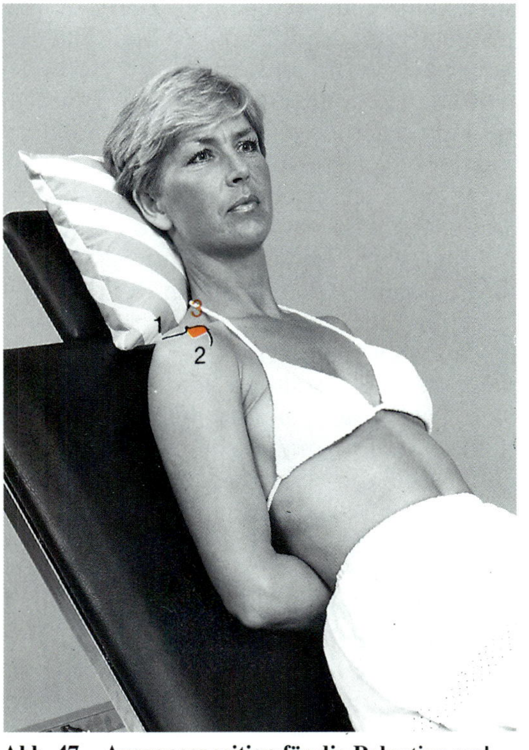

Abb. 47 Ausgangsposition für die Palpation und die Querfriktion sowie für die Infiltration der Sehne des M. supraspinatus. 1 = Acromion, 2 = Tuberculum majus, 3 = Sehne des M. supraspinatus.

die auf eine Läsion des Acromioclaviculargelenkes oder der Bursa subdeltoidea hinweisen. Acromioclaviculare Problematik kann primär für die Entstehung einer mechanischen Irritation der Supraspinatussehne verantwortlich sein (s. S. 37 Acromioclaviculargelenk).
Eine chronische Bursitis subdeltoidea ist meist sekundär, u. a. bei Schädigungen der Sehnen des M. supraspinatus (s. S. 43 Bursa subdeltoidea).

Palpation

Um die Supraspinatus-Sehne palpieren zu können, muß der Arm des Patienten in volle Innenrotation gebracht werden. Hierdurch kommt das Tuberculum majus nach vorne. In dieser Stellung ist die Sehne gut zu lokalisieren. Man palpiert zuerst den lateralen Rand des Acromions und folgt diesem nach vorne und medial. In Höhe der vorderen Ecke des Acromions wird die Fingerkuppe des Zeigefingers nach medial gerichtet angelegt. Mit leichtem Druck wird der Zeigefinger nach medial vorgeschoben, bis nach 1–1½ cm eine leichte Vertiefung fühlbar wird. Diese Vertiefung ist lateral begrenzt durch den medialen Rand der Supraspinatus-Sehne. An dieser Stelle, sowie etwa 1 cm weiter nach lateral, kann man die beinahe horizontal liegende obere Fascette des Tuberculum majus fühlen. Auch im Falle einer Entzündung der Sehne an dieser Stelle muß diese Palpation nicht unbedingt schmerzhaft sein (erst bei der Behandlung bzw. Injektion äußert der Patient seine Beschwerden).
Die Abbildung 47 zeigt die Ausgangsposition für die Palpation und die Querfriktion sowie für die Infiltration der Sehne des M. supraspinatus. Sofern jedoch Zweifel bestehen, kann man in derselben Ausgangshaltung eine Infiltration mit 1 ml eines Lokalästhetikums ausführen. Nach wenigen Minuten wird danach die Funktionsuntersuchung wiederholt und wenn diese völlig

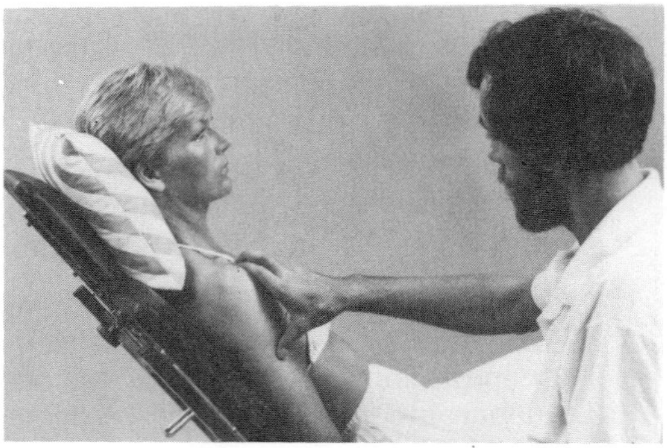

Abb. 48 Tiefe Querfriktion: lateraler Abschnitt der Supraspinatus-Insertion.

negativ ist, ist damit auch die Diagnose bestätigt.

Therapie

Die Therapie ist von mehreren Faktoren abhängig. In erster Linie sollte man wissen, ob die Beschwerden nach einer einmaligen Überbelastung oder nach chronischer Irritation hervorgerufen wurden. Im ersten Fall ist die Therapie problemlos, jedoch können die Beschwerden ohne Behandlung jahrelang fortbestehen.

Tiefe Querfriktion

Eine der effektivsten Behandlungen der Supraspinatus-Tendinitis ist die tiefe Querfriktion nach *Cyriax*. Die Ausgangshaltung ist wieder in völliger Innenrotation der Schulter und die Sehne wird – wie bereits bei der Palpation beschrieben – aufgesucht. Wenn der Patient in einer Schrägposition von 120 Grad sitzt, bildet die oberste Fascette vom Tuberculum majus eine horizontale Ebene. Der Ansatzpunkt vom Daumen bestimmt die Druckrichtung vom behandelnden Zeigefinger, der durch das Auflegen des Mittelfingers verstärkt wird. Befin-

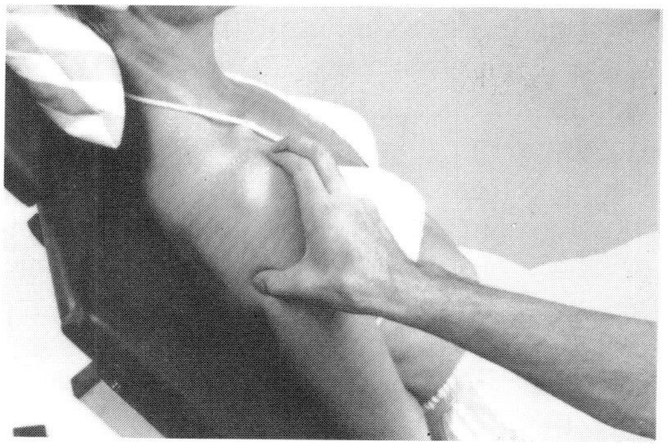

Abb. 49 Tiefe Querfriktion: medialer Abschnitt der Supraspinatus-Insertion.

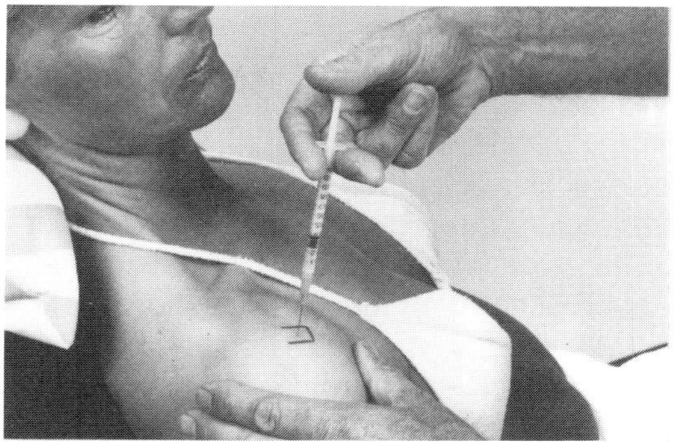

Abb. 50 Infiltration der Supraspinatus-Insertion.

det der Daumen sich senkrecht unter dem Zeigefinger, dann wird meist der laterale Abschnitt der Insertion erreicht (Abb. 48). Wird der Daumen jedoch mehr nach hinten versetzt, erreicht man mehr den medialen Anteil (Abb. 49). Man muß beachten, daß man bei der queren Friktion nicht das Acromion berührt. Bei der Friktion wird nur in einer Richtung Druck ausgeübt und zwar von medial nach lateral.
Diese Friktionsbehandlung ist nur effektiv, wenn sich keine Kalzifikation in der Sehne befindet. Sie wird zwei- bis dreimal in der Woche 15 Minuten lang ausgeführt. Meistens reichen jedoch 6–12 Behandlungen zur völligen Beschwerdefreiheit, vor allem bei denjenigen Patienten, die nach einer einmaligen Überbelastung ihre Beschwerden bekommen haben. Sind die Beschwerden jedoch Folge einer chronischen Überbelastung, so hängt die Prognose hauptsächlich davon ab, in welchem Stadium sich die Läsion befindet.
Im ersten Stadium (s. S. 46) der Insertionstendopathie ist die Friktion normalerweise als einzige Therapie ausreichend und der Patient kann seinem Sport und seiner Arbeit in der Regel wie gewohnt nachgehen. Im Stadium 2 ist es dagegen besser, die jeweiligen Sportaktivitäten oder die belastenden Arbeiten auf die Hälfte zu reduzieren. Zusätzlich zu dieser Maßnahme erhält der Patient dreimal wöchentlich eine Querfriktionsbehandlung. Die Heilung verläuft hierbei langsamer als im Stadium 1 und dauert gewöhnlich 6–8 Wochen. Im Stadium 3 sollte der Patient alle belastenden Aktivitäten ganz einstellen. Er wird dreimal wöchentlich, evtl. sogar täglich behandelt. Wenn nach der sechsten Behandlung überhaupt keine Besserung eingetreten ist, so ist es in diesem Stadium sinnlos, weitere Querfriktionen durchzuführen.

Lokalanästhesie

Wenn bei der Insertionstendopathie tiefe Querfriktion nicht wirksam ist, ist der folgende therapeutische Schritt eine Infiltration mit 1 ml eines Lokalanästhetikums in den betroffenen Sehnenabschnitt. Hierzu lokalisiert man die Sehne wiederum so wie bei der Palpation und Friktion und bringt eine 2 cm lange, sehr dünne Nadel fast senkrecht an dieser Stelle ein (Abb. 50). Nach Durchstechen der Cutis, Subcutis und des M. deltoideus fühlt man einen härteren Widerstand der Sehne und danach einen noch härteren des Knochens. Man sucht nun mit der Nadel in verschiedenen Stichrichtungen die schmerzhafteste Stelle der

Sehne und infiltriert hier tropfenweise das ganze schmerzhafte Gebiet. Am besten eignen sich dazu Tuberkulin- oder Insulin-Spritzen, die wegen ihres stärkeren Stempeldrucks auch eine Infiltration in festeres Gewebe erlauben, ebenso eine feinere Verteilung des Medikamentes durch ihre feinere Skalaeinteilung. So wie schon vorher beschrieben, kann man nach wenigen Minuten beurteilen, ob die Diagnose korrekt war und richtig lokalisiert wurde, da nunmehr die Funktionsuntersuchung negativ sein muß.

Kortikosteroide

Ist nach einer dreimaligen Injektion (einmal pro Woche) immer noch keine Besserung eingetreten, so kann man verantworten, mit 1 ml Triamcinolonacetonid 10 mg/ml das entzündliche Gebiet – wie beschrieben – zu infiltrieren. Weitere Infiltrationen mit diesem Medikament sind von dem Resultat der Funktionsuntersuchung nach 14 Tagen abhängig, jedoch werden nicht mehr als zwei oder höchstens drei Infiltrationen im Verlauf der Behandlung vorgenommen, um keine sekundären Schädigungen zu verursachen.
Nach jeder Infiltration mit Triamcinolonacetonid muß der Patient seinen Arm die ersten drei Tage in einer Mitella ruhig halten und auch in den nächstfolgenden vier Tagen Arm und Schulter so wenig wie möglich belasten. Frühestens 10 Tage nach der Injektion darf er – sofern er beschwerde- und befundfrei ist – wieder belasten.

Operation

In den meisten Fällen ist die konservative Therapie erfolgreich. Wenn jedoch auch nach Infiltration mit Triamcinolonacetonid (Volon® A) gar keine oder nur kurz anhaltende Besserung eintritt, ist ein operatives Eingreifen zu erwägen.
Die Operation, die augenblicklich von entsprechenden Fachchirurgen angeboten wird, aber hauptsächlich nur bei jungen Sportlern zur Anwendung kommt, besteht in einer Resektion des coracoacromialen Ligamentes und des lateralen vorderen Anteils des Acromions. Auch die Bursa subdeltoidea wird so weit wie möglich reseziert. Liegt jedoch ein dazugehöriges Acromioclavicular-Problem vor, so wird auch das laterale Ende der Clavicula reseziert. Die coracoclavicularen Ligamente werden dabei verschont.
Im Stadium 4 und 5 wird dasselbe Behandlungsschema angewandt, wie es soeben für das Stadium 3 beschrieben wurde.

Kalzifikation der Supraspinatus-Sehne

Findet man röntgenologisch ein Kalkdepot in der Sehne des M. supraspinatus, am besten bei der a. p. Aufnahme mit dem Arm in Außenrotation darstellbar, dann sind andere therapeutische Wege zu beschreiten, vorausgesetzt, daß die klinischen Befunde mit der Diagnose übereinstimmen. In diesem Fall ist eine Querfriktion nicht wirksam und auch nicht indiziert. Wir infiltrieren wöchentlich mit 2 ml eines Lokalanästhetikums, um den Kalk aufzulösen. Nach zwei bis acht Infiltrationen kann man mit einer röntgenologischen Kontrolle verfolgen, daß der Kalkschatten verschwunden ist oder sich in seiner Ausbreitung verkleinert hat. Bei großen Kalkdepots kann man versuchen, durch multiple Punktionen mit einer dickeren Nadel den Kalkherd zu rupturieren, der sich dann halb flüssig in der Bursa verteilt und dort durch die Zellen der Bursawand wieder resorbiert wird. Sobald die Spannung im Kalkdepot auf diese Weise nachläßt, verschwinden auch die Beschwerden innerhalb von 48 Stunden.

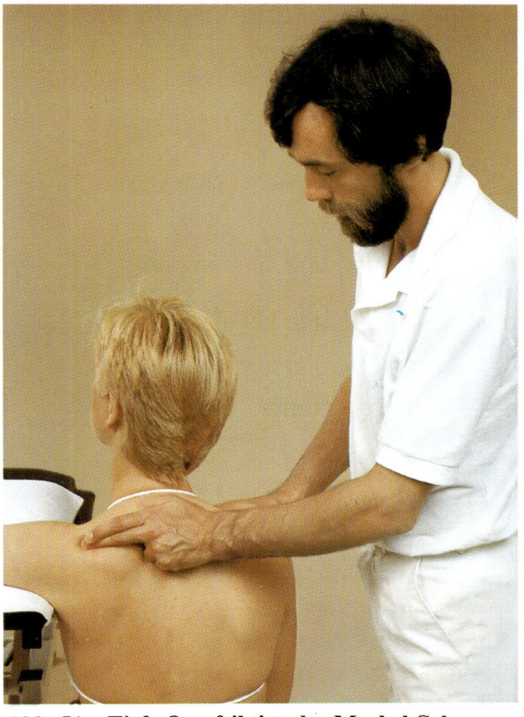

Abb. 51 Tiefe Querfriktion des Muskel-Sehnen-Übergangs der Supraspinatus-Sehne.

Überdehnung des Muskel-Sehnen-Übergangs der Supraspinatus-Sehne

Es gibt auch Patienten – häufig Sportler – die keinen schmerzhaften Bogen haben und auch bei der endgradigen passiven Armelevation keine Schmerzen verspüren. Dann ist die Läsion im Muskel-Sehnen-Übergang lokalisiert.
Diese Patienten können nur mit der Querfriktionsmassage behandelt werden (Abb. 51). Kann diese Behandlung nicht ausgeführt werden, so ist der Patient unbehandelbar. Dazu braucht man nicht die Ausgangshaltung – wie bei der Insertionstendopathie des Supraspinatus besprochen – sondern der Arm muß in 90 Grad Abduktion gebracht werden, um den Muskel-Sehnen-Übergang ventral an der Spina scapulae zu tasten. Die quere Massage besteht aus einer Supinationsbewegung, ausgeführt mit dem Mittelfinger, verstärkt durch den Zeigefinger. Diese Behandlung ist sehr erfolgreich und sollte dreimal in der Woche, zwei bis drei Wochen lang ausgeführt werden.

Ruptur der Supraspinatus-Sehne

Eine komplette Ruptur der Sehne des M. supraspinatus macht gewöhnlicherweise diagnostisch keine Schwierigkeiten. Entweder beugt sich der Patient, um den Arm zu heben, soweit zur Seite, bis er eine Abduktion von etwa 40 Grad erreicht hat und von dieser Position aus der Deltamuskel wirksam werden kann, oder der Patient wendet einen anderen Trick an, indem er seinen Arm durch Schleudern des Oberkörpers einen Schwung versetzt, der ihn ebenfalls in etwa 40 Grad Abduktion bringt, so daß der Deltamuskel die Armhebung vollführen kann.
Bei der passiven Bewegungsuntersuchung findet man keine Bewegungseinschränkung; die Abduktion gegen Widerstand ist natürlicherweise nicht schmerzhaft, sondern total wie paretisch schwach. Diese Läsion ist jedoch bei jungen Menschen höchst selten und wenn, dann traumatisch durch einen Sturz mit ausgestrecktem Arm verursacht. Arthrographische Untersuchungen zeigen eine offene Verbindung zwischen der Gelenkshöhle und der Bursa subdeltoidea. Partielle Rupturen unterscheiden sich durch mehr Schmerz und weniger Schwäche.

Therapie

Abhängig vom Alter des Patienten und von seinen Beschwerden muß entschieden werden, ob die Therapie operativ oder konservativ sein soll.

1.	Aktive Armhebung	(seitlich)	voll schmerzhaft
2.	Passive Armhebung	(seitlich)	
3.	Feststellung eines schmerzhaften Bogens		möglich
4.	Passive Abduktion		voll und schmerzlos
5.	Passive Außenrotation		
6.	Passive Innenrotation		
7.	Adduktion	(isometrisch)	kräftig und schmerzlos
8.	Abduktion	(isometrisch)	
9.	Innenrotation	(isometrisch)	
10.	Außenrotation	(isometrisch)	kräftig und schmerzhaft
11.	Ellenbogenbeugung	(isometrisch)	kräftig und schmerzlos
12.	Ellenbogenstreckung	(isometrisch)	
13.	Passive Adduktion		schmerzhaft

Tab. 8 Untersuchungsbefund Infraspinatus-Tendinitis.

Infraspinatus-Tendinitis

Affektionen der Infraspinatus-Sehne sind im Vergleich mit Affektionen der Supraspinatus-Sehne weniger häufig. Ursache dafür sind die besseren Durchblutungsverhältnisse. Degenerative Veränderungen sind aus diesem Grunde auch weniger zu erwarten. Der Infraspinatus ist der wichtigste Außenrotator, dessen Insertion sich direkt dorso-distal der Supraspinatus-Insertion befindet.

Klinische Befunde

Der Patient hat Schmerzen im Deltamuskelbereich (C 5) sowie häufig irgendwo lokale Schmerzen an der Schulter, die aber ohne Bedeutung sind (irreführende Schmerzen „misleading tenderness").
Genauso wie bei der Supraspinatus-Tendopathie kann man bei der Infraspinatus-Tendopathie die gleichen verschiedenen Stadien unterscheiden.

Funktionsuntersuchung

Häufig findet man einen schmerzhaften Bogen. In diesem Fall ist die Affektion oberflächlich an der Insertion der Sehne lokalisiert. Gleichfalls – wie bei der Supraspinatus-Tendinitis – kann auch hierbei die passiv ausgeführte Armhebung endgradig einen Schmerz verursachen, weil dabei eine Quetschung gegen die Lippe des Glenoids entsteht. Dann ist ebenfalls der distale Teil der Sehne betroffen. Passiv horizontal ausgeführte Adduktion ist meistens schmerzhaft (Dehnung) (Tab. 8).

Palpation

In der Null-Stellung der Schulter befindet sich die Infraspinatus-Insertion teilweise unter dem Acromion, so daß man eine andere Ausgangsposition einnehmen muß, um die Insertion palpieren zu können oder eine Therapie auszuführen. Der Patient liegt dabei in Bauchlage auf dem Untersuchungstisch mit seinem Ellenbogen aufgestützt. An der betroffenen Seite soll sich der Ellenbogen senkrecht unter der Schulter befinden. Es ist ratsam, den Patienten mit einem Kissen zu unterstützen (Abb. 52).
Der Ellenbogen befindet sich etwa 10 cm von der Tischkante und der Patient hält sich an der Tischkante mit der Hand so fest, daß sich die Schulter in leichter Außenrotation und Adduktion befindet. Die Infraspinatus-Insertion liegt dadurch frei und wird nicht mehr vom Acromion überdeckt.

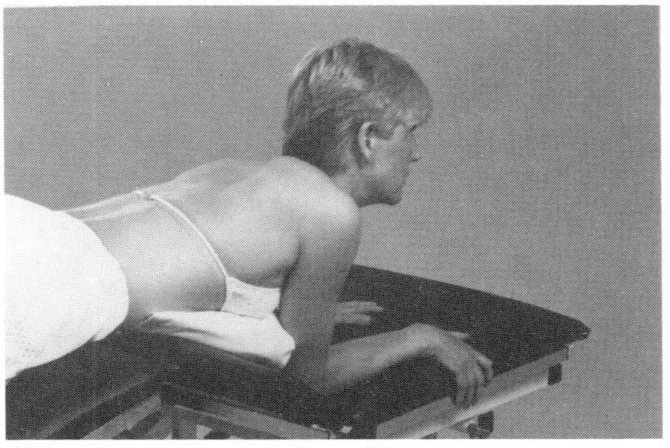

Abb. 52 Ausgangsstellung für Infraspinatus-Palpation und -Behandlung.

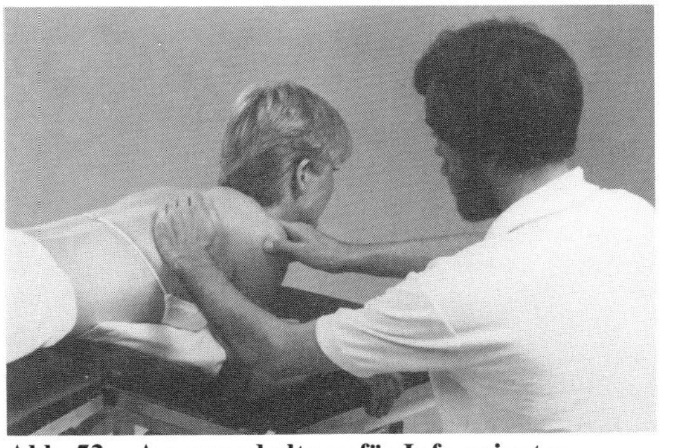

Abb. 53 Ausgangshaltung für Infraspinatus-Querfriktion.

Man identifiziert den hinteren Eckpunkt des Acromions (Übergang zwischen Spina scapulae und Acromion) und palpiert die Infraspinatus-Sehne mit dem Daumen oder Zeigefinger etwa 2 cm distal von diesem Eckpunkt von distal nach proximal. Hier ist man aber noch nicht an der richtigen Stelle, wenn es sich um eine Insertionstendopathie handelt. Man muß die Sehne so weit nach lateral verfolgen, bis man sie nicht mehr fühlt, sondern Knochenkontakt bekommt (das Tuberculum majus).
Gerade am Übergang zwischen der noch fühlbaren Sehne und dem Knochenkontakt findet man die richtige Lokalisation.

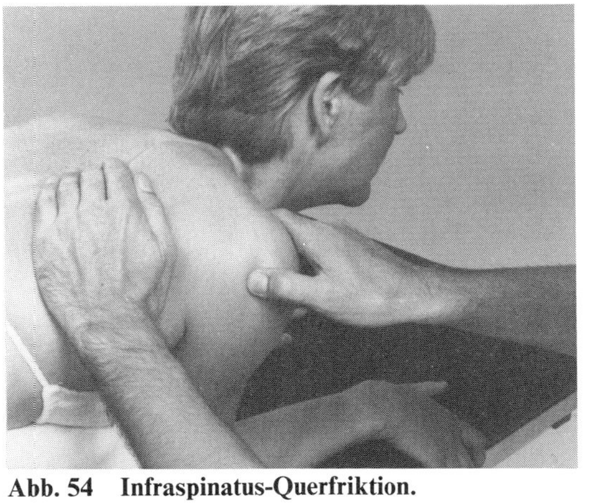

Abb. 54 Infraspinatus-Querfriktion.

Therapie

Wie bei der Supraspinatus-Tendopathie ist auch hier die Therapie abhängig vom Stadium der Affektion. Die Ausgangsstellung bei der Behandlung ist in allen Fällen (ob Querfriktion oder Infiltration) genau die gleiche, wie bei der soeben beschriebenen Palpation (Abb. 53). Die Querfriktion wird mit der homolateralen Hand des Therapeuten ausgeführt. Der Daumen wird dabei adduziert und gleichzeitig entsteht eine leichte Extension im Handgelenk, Supination im Unterarm und zusätzlich noch eine Adduktion im Schultergelenk. Die andere Hand

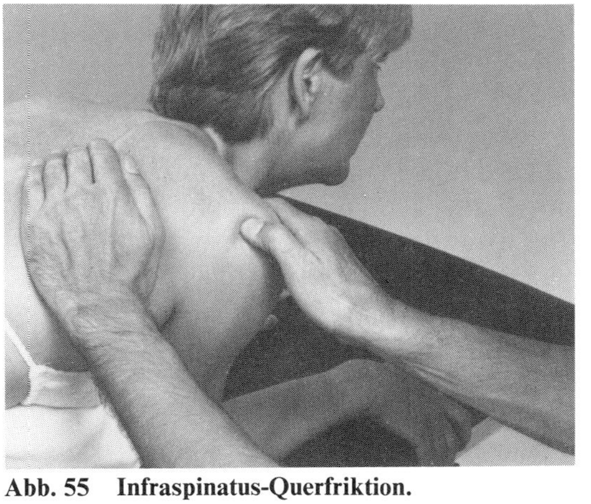

Abb. 55 Infraspinatus-Querfriktion.

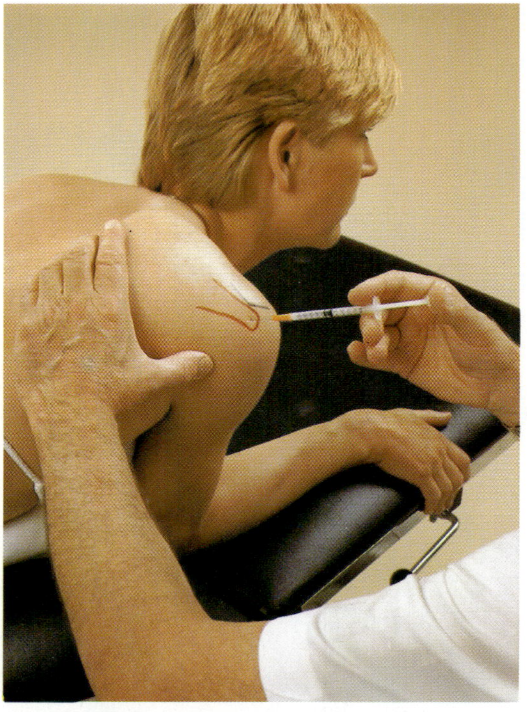

Abb. 56 Infiltration der Infraspinatus-Insertion.

sorgt durch Fixation des Schulterblattes dafür, daß der Patient in der gleichen Haltung verharrt (Abb. 54, 55).
Die Friktion wird in Richtung des Acromions ausgeführt. Der Patient wird zweibis dreimal wöchentlich behandelt; gewöhnlicherweise sind 6 bis 12 Behandlungen erforderlich, sofern es sich um Stadium 1 oder 2 der Tendopathie handelt. Nach sechs Behandlungen muß eine Besserung erreicht werden; wenn es nicht der Fall ist, so ist eine Infiltration mit einem Lokalanästhetikum angezeigt (Abb. 56). Hat man auch damit keinen anhaltenden Erfolg, so wird mit 1 ml Triamcinolonacetonid 10 mg/ml infiltriert. Die konservative Therapie ist fast immer erfolgreich.

Infraspinatusruptur

Seltener als beim Supraspinatus treten im mittleren Lebensalter durch Sturz auf die Schulter Teil- oder Totalrupturen der Sehne des M. infraspinatus auf. Bei älteren Patienten über 60 Jahre können diese schleichend durch erhebliche degenerative Veränderungen eintreten.
Bei der Untersuchung unterscheidet sich die partielle Ruptur von der Totalruptur durch folgende Befunde:
Partielle Ruptur: Außenrotation gegen Widerstand schwach und sehr schmerzhaft.
Totalruptur: Außenrotation gegen Widerstand nur schwach. Bei länger bestehender Totalruptur wird die Außenrotation zunehmend eingeschränkt, weil die vordere Kapsel mangels Ausdehnung sekundär zu schrumpfen beginnt.
Bei einer Totalruptur kommen operative Maßnahmen kaum infrage, da es sich fast immer um ältere Patienten mit fortgeschrittenen degenerativen Veränderungen handelt.

Subscapularis-Tendinitis

Der Subscapularis ist der wichtigste Innenrotator. Die Sehne ist breit und flach und inseriert am Tuberculum minus; von proximal nach distal mißt die Sehne etwa 2½–3 cm. Ihr Ansatz ist birnenförmig, proximal breiter und distal schmäler.

Klinische Befunde

Der Patient klagt über Schmerzen am vorderen Aspekt der Schulter und/oder ausstrahlende Schmerzen in den Deltamuskelbereich. Die Innenrotation gegen Widerstand ist schmerzhaft, die Adduktion gegen Widerstand nicht; das bedeutet, daß nicht die anderen Innenrotatoren, die aber auch Adduktoren sind, betroffen sind (Mm. pectoralis major, latissimus dorsi und teres major). Ist ein schmerzhafter Bogen vorhanden, dann ist der obere Teil der Subscapularis-Insertion betroffen. Der untere Teil der Insertion ist häufig (mit)betroffen, kann

1. Aktive Armhebung		voll schmerzhaft
2. Passive Armhebung		
3. Feststellung eines schmerzhaften Bogens		möglich
4. Passive Abduktion		voll und schmerzlos
5. Passive Außenrotation		manchmal schmerzhaft
6. Passive Innenrotation		voll und schmerzlos
7. Adduktion	(isometrisch)	kräftig und schmerzlos
8. Abduktion	(isometrisch)	
9. Innenrotation	(isometrisch)	kräftig und schmerzhaft
10. Außenrotation	(isometrisch)	
11. Ellenbogenbeugung	(isometrisch)	kräftig und schmerzlos
12. Ellenbogenstreckung	(isometrisch)	
13. Passive Adduktion		möglich schmerzhaft

Tab. 9 Untersuchungsbefund Subscapularis-Tendinitis.

aber nie einen schmerzhaften Bogen verursachen; dann aber ist die passive horizontal ausgeführte Adduktion schmerzhaft, weil damit das Tuberculum minus gegen den Processus coracoideus gedrückt wird. Häufig ist auch die passive Außenrotation schmerzhaft, da dabei der Subscapularis gedehnt wird (Tab. 9).

Palpation

Die Sehne kann man nicht fühlen, das Tuberculum minus aber ist gut zu tasten. Um das Tuberculum minus zu lokalisieren, braucht man keine besondere Ausgangshaltung. Der Patient sitzt aufrecht auf dem Behandlungstisch mit dem Rücken abgestützt und der homolateralen Hand auf seinem Oberschenkel. Die Schulter befindet sich in dieser Haltung in Null-Stellung und das Tuberculum minus zeigt jetzt genau nach vorn.
Man beginnt mit der Palpation lateral in der Fossa infraclavicularis und identifiziert den Processus coracoideus mit der Fingerkuppe des Zeigefingers. Etwa 1 cm lateral vom Processus coracoideus fühlt man den medialen Rand des Tuberculum minus; wieder einen Zentimeter weiter lateral und

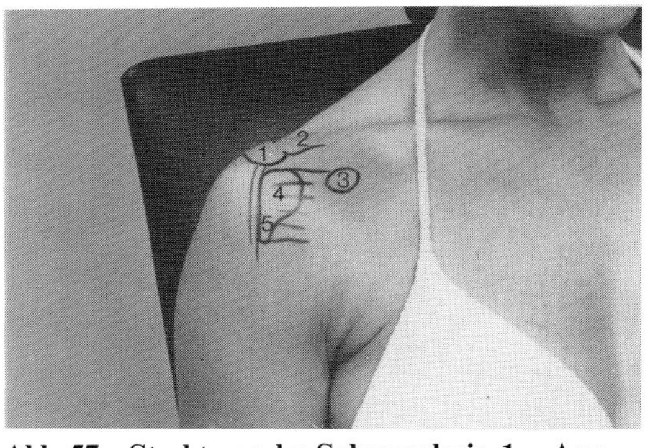

Abb. 57 Strukturen des Subscapularis. 1 = Acromion, 2 = Clavicula, 3 = Processus coracoideus, 4 = Oberer Teil der Subscapularis-Insertion, 5 = Unterer Teil der Subscapularis-Insertion.

direkt distal vom Vorderrand des Acromions ist der am deutlichsten hervorstehende Teil des Tuberculum minus gut zu tasten. Dieses ist der obere Teil der Subscapularis-Insertion, der einen schmerzhaften Bogen verursachen kann. Der untere Anteil dagegen ist schwer zu tasten (Abb. 57).

Therapie

Obgleich wir im allgemeinen bei der Insertions-Therapie gerne mit der tiefen Quer-

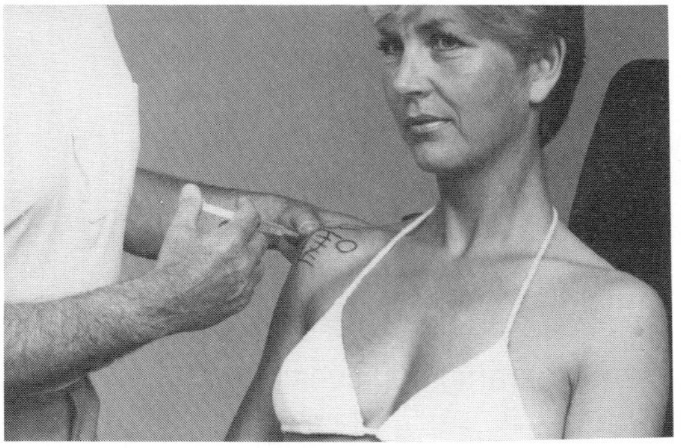

Abb. 58 Infiltration der Subscapularis-Insertion.

friktionsbehandlung beginnen, so ist hier eine Domäne für die Injektionsbehandlung gegeben, weil man in den meisten Fällen mit einer einzigen Injektion erfolgreich ist. Es lohnt sich daher nicht, erst mit einer Querfriktionsbehandlung anzufangen.
Auch hier nehmen wir 1 ml einer Triamcinolonacetonid-Lösung von 10 mg/ml (Volon® A), sofern es sich nur um den oberen Anteil oder den unteren Anteil der Insertion alleine handelt. Sind oberer und unterer Anteil betroffen, so verwenden wir 2 ml der gleichen Lösung. Die Injektion wird – wie in der bereits beim Supraspinatus beschriebenen Weise – nur an den Stellen ausgeführt, an denen der Patient schmerzhaft reagiert (Abb. 58).

Bizepsaffektionen

Verletzungen der Sehne des Caput longum des Biceps brachii sind nicht immer einfach zu diagnostizieren. Die Ursache liegt in der Tatsache begründet, daß man bei der Untersuchung gegen Widerstand bei Ellenbogenflexion die Schmerzen selten provozieren kann (s. a. S. 13).
Es gibt drei verschiedene Bizepsaffektionen:
- Tenosynovitis;
- Tendinitis;

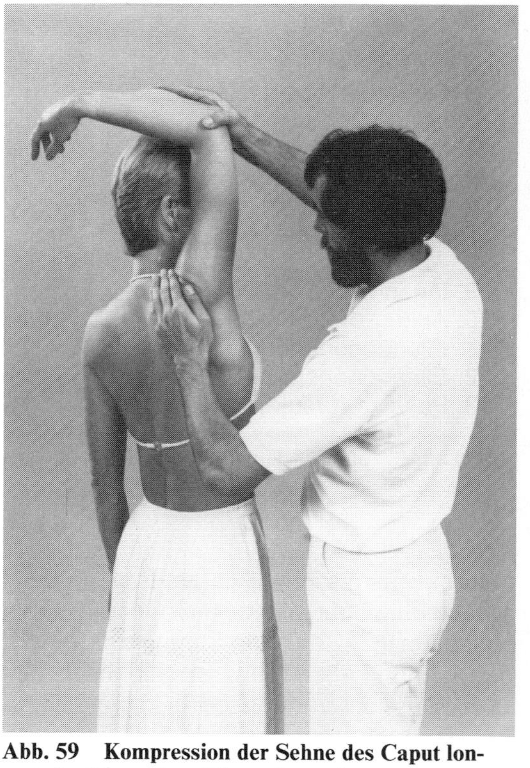

Abb. 59 Kompression der Sehne des Caput longum des Biceps brachii am Acromion.

- Luxation (aus dem Sulcus intertubercularis);
- Ruptur.

Klinische Befunde

Der Patient klagt über Schmerzen an der Vorderseite des Oberarmes, häufig aber auch über Schmerzen in der Schulter selbst. Normalerweise ist jedoch fast jeder Schulterpatient im Bereich des Sulcus intertubercularis ziemlich druckempfindlich, auch wenn hier keine Bizepsverletzung vorliegt. Dieser Befund ist daher ohne klinische Bedeutung und Ursache für so viele fälschlicherweise angenommenen Bizepsverletzungen. Nur in ausgeprägten Fällen ist die Flexion im Ellenbogen gegen Widerstand

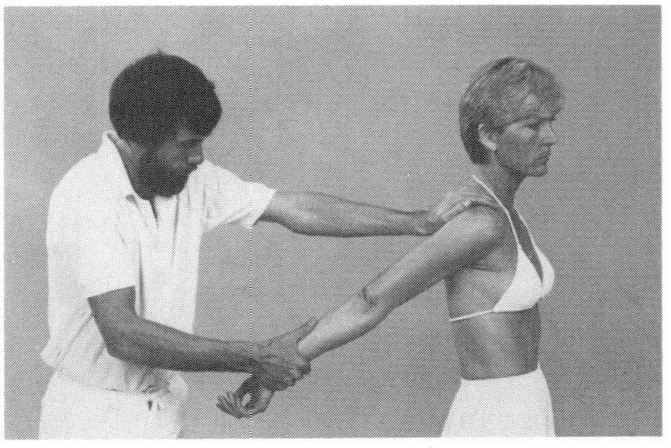

Abb. 60 Dehnung der Sehne des Caput longum des Biceps brachii.

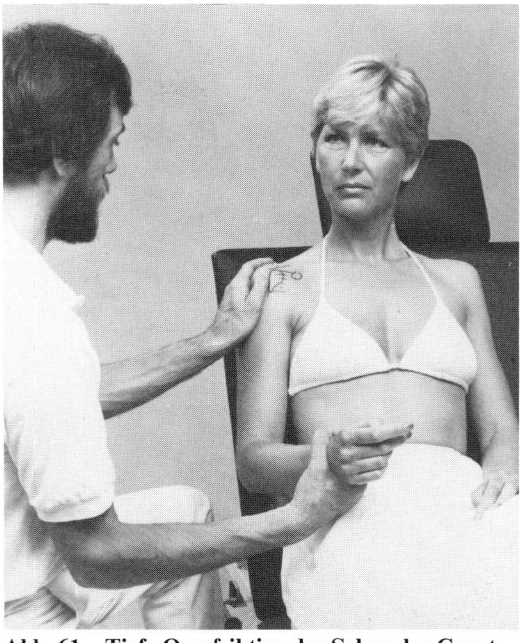

Abb. 61 Tiefe Querfriktion der Sehne des Caput longum des Biceps brachii.

schmerzhaft. Dieser Test ist effektiver, wenn die Flexion kombiniert wird mit gleichzeitiger Supination des Unterarmes gegen Widerstand. Es gibt aber noch bessere Teste, bei denen die Bizepssehne entweder komprimiert, oder gedehnt wird (zusätzliche Teste).

1. *Kompression der Sehne des Caput longum:* Die passive Armhebung wird, nicht so wie bei der Standarduntersuchung, nach medial, sondern nach dorsal ausgeführt; dadurch wird die Sehne am Acromion komprimiert (Abb. 59).
2. *Dehnung der Sehne des Caput longum:* Schulter und Ellenbogen werden in Überstreckung (Extension) gebracht und gleichzeitig der Unterarm in Pronation; bei diesem Test wird die Sehne maximal gedehnt (Abb. 60).
3. *Anteflexion der Schulter und Beugung im Ellenbogen, Supinieren des Unterarms:* In der unter 2. beschriebenen Ausgangshaltung kann man nun auch zusätzlich gegen Widerstand Schulter und Ellenbogen beugen und den Unterarm supinieren. Dieses ist die wirkungsvollste Art der Schmerzprovokation der Sehne.

Sind die drei beschriebenen Teste negativ, insbesondere die zuletzt genannten, dann liegt mit Sicherheit kein Bizepsproblem vor.

Palpation

Um die Sehne zu lokalisieren, sucht man zuerst – wie beim Subscapularis beschrieben wurde – das Tuberculum minus auf. Direkt lateral vom Tuberculum minus findet man nur dann eine deutliche Einbuchtung, wenn man den Patienten eine aktive Armhebung in etwa 45 Grad Anteflexion und Abduktion ausführen läßt. Diese Einbuchtung bildet sich im Deltamuskel zwischen der Pars clavicularis und acromialis. Hier befindet sich der Sulcus intertubercularis, wenn man den Arm wieder in Null-Stellung gebracht hat. Bei schlanken Patienten ist hier die Bizepssehne gut zu tasten, besonders deutlich, sobald man während der Palpation mit dem Arm des Patienten eine Innen- und Außenrotationsbewegung ausführt.

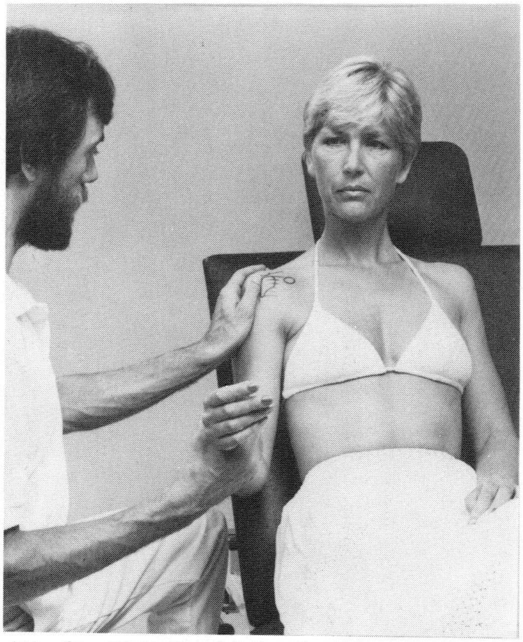

Abb. 62 Tiefe Querfriktion der Sehne des Caput longum des Biceps brachii.

Therapie der Tenosynovitis und Tendinitis

Tiefe Querfriktion ist im allgemeinen sehr wirkungsvoll. Das gilt für Stadium 1, 2 und 3 (s. S. 46).
Stadium 4 und 5 sieht man bei Bizeps-Verletzungen selten, dagegen kommt, ohne vorausgegangene Beschwerden, eine Ruptur der Sehne recht häufig vor.
Die Querfriktion wird mit der Kuppe des Daumens ausgeführt, der Daumen wird genau an die schmerzhafteste Stelle der Sehne im Sulcus angelegt und die Sehne nach dorsal gedrückt (Abb. 61). Mit der anderen Hand wird der Unterarm des Patienten umfaßt und eine Außenrotation von etwa 30 Grad ausgeführt (Abb. 62). In dieser Weise wird die Sehne unter dem Daumen hin und her bewegt, so daß durch diese Rotationsbewegung eine Querfriktion erfolgt. Man muß beachten, daß der Daumen nur während der Außenrotationsbewegung einen Druck ausübt, dagegen während der Innenrotationsbewegung nachgibt. Diese Behandlung wird 20 Minuten dreimal in der Woche ausgeführt. Im allgemeinen benötigt man 6–8 Behandlungen bis zur Beschwerde- und Befundfreiheit. Steroid-Injektionen sind nicht indiziert!

Therapie der Luxation

Der einzige Befund ist ein Schnappen bei der Außenrotation oder bei der kombinierten Außenrotation mit Abduktion. Selten handelt es sich um stärkere Schmerzen, so daß nur in den Fällen, in denen das Schnappen den Patienten erheblich stört, operiert werden kann. Evtl. kann man bei schmerzhaften Beschwerden auch einige Querfriktionsbehandlungen durchführen.

Therapie der Ruptur

Bei einer Ruptur des Caput longum wird im Augenblick der Ruptur nur ein Schnappen bemerkt. Die Ruptur ist meistens schmerzlos und wird daher oft auch gar nicht vom Patienten wahrgenommen. Bei Kontraktion des Muskels entsteht proximal vom Ellenbogen eine deutliche Vorwölbung; oft ist diese vermeintliche Anschwellung die einzige Sorge des Patienten.
Nur in Ausnahmefällen, d. h. bei erheblichen Beschwerden, wird eine operative Re-Insertion empfohlen, die Re-Insertion in den Sulcus intertubercularis mit gleichzeitiger Entfernung des intraartikulären Teils der Sehne.

Trizepszerrung

Höchst selten ist auch eine Zerrung des M. triceps. Deshalb sind Schmerzen im Oberarm während der Streckung des Ellenbogens gegen Widerstand nahezu immer anderer Ursache. Nur wenn die Schmerzen direkt an der Streckseite während der Widerstandsuntersuchung auftreten, kann

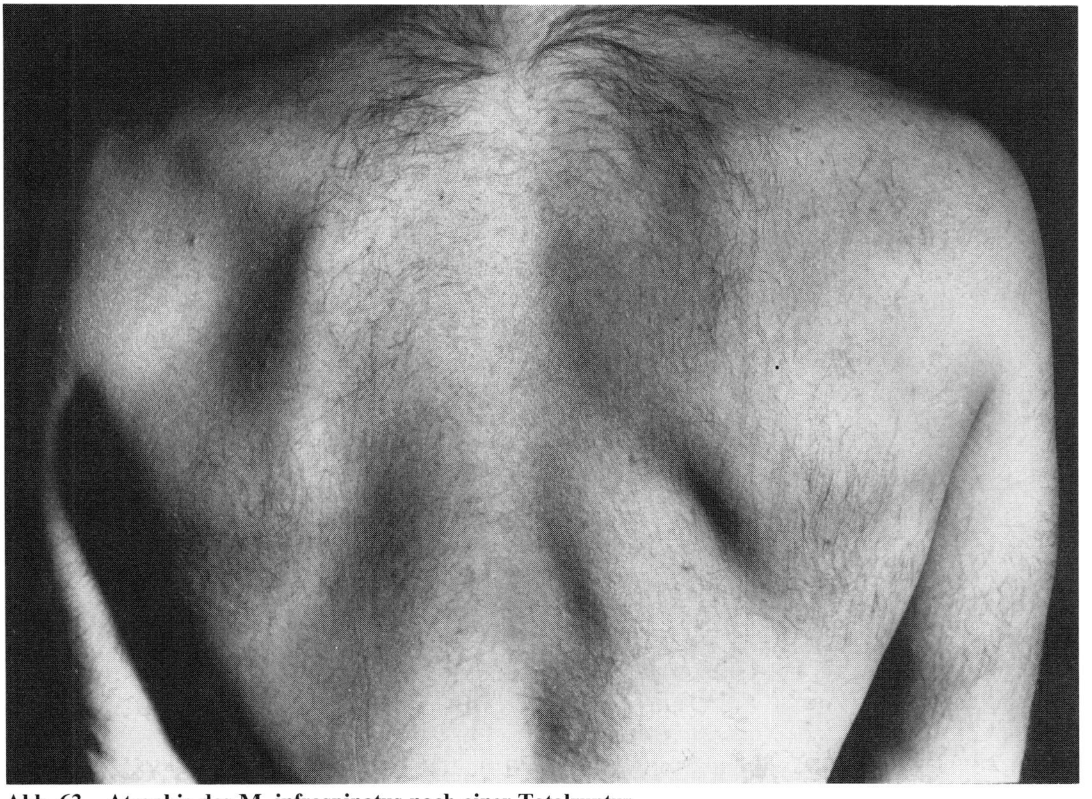

Abb. 63 Atrophie des M. infraspinatus nach einer Totalruptur.

man eine solche annehmen. Bei Kontraktion des langen Trizepskopfes wird der Humerus durch die Fasern, die an der Scapula unterhalb der Glenoidgrube ansetzen, hochgezogen. Daher können alle Verletzungen, die einen schmerzhaften Bogen hervorrufen, zu dieser falschen Diagnose führen.

Therapie

Beim tatsächlichen Vorliegen einer Trizepszerrung ist diese allerdings sehr gut zu behandeln. Nach Aufsuchen der schmerzhaftesten Stelle durch Palpation wird die Querfriktion – wie bereits mehrmals beschrieben – ausgeführt. Normalerweise sind nur wenige Behandlungen erforderlich.

Passive volle Beweglichkeit mit Muskelschwäche

Deltamuskel-Schwäche

Sie ist die Folge einer Schädigung des Axillarisnerven. Wir unterscheiden eine Druckparese und eine Traktionslähmung, letzteres meist Folge einer Schultergelenksluxation. Drucklähmungen sah man früher häufiger durch den Gebrauch von Achselkrücken.

Therapie

Therapie ist nicht erforderlich; eine Spontanheilung ist gewöhnlicherweise nach etwa sechs Monaten zu erwarten.

M. supraspinatus-Schwäche

Alleinige Supraspinatus-Schwäche ist Folge einer Ruptur und wurde auf S. 51 beschrieben.

M. infraspinatus-Schwäche

Auch diese ist Folge einer Ruptur und wurde auf S. 54 beschrieben. Abbildung 63 zeigt eine Atrophie des M. infraspinatus nach einer Totalruptur.

M. supra- und infraspinatus-Schwäche

Sie ist Folge einer Kompression des N. suprascapularis (C 4–C 6), meist in der Incisura scapulae unter dem Ligamentum transversum scapulae. Die Ursache ist meistens ein Trauma, zum Beispiel ein Sturz auf den ausgestreckten Arm oder ebenso häufig ein massives Adduktionstrauma vor dem Körper („cross body-action“).
Hierbei kommt es zu einer Abknickung des Nerven in der Incisura scapulae. Zum Beispiel beobachteten wir diese Lähmung bei einem sehr kräftigen Diskuswerfer, dem bei einem mächtigen Fehlwurf der eigene Arm vor den Körper bis über die andere Schulter schleuderte.
Der Patient klagt über diffuse tiefliegende Schmerzen am Schulterblatt und am lateralen Oberam sowie in der Acromioclaviculargelenks-Region (der Nervus suprascapularis versorgt die Gelenkkapsel und auch die ACG-Kapsel).
Für die ersten 2 – 3 Wochen sind die Schmerzen besonders des Nachts am heftigsten. Besteht die Verletzung längere Zeit, stellen sich auch Schwächen im Supra- und Infraspinatusmuskel ein, welche motorisch von diesen Nerven innerviert werden. Die passive horizontal ausgeführte Adduktion ist dabei fast immer schmerzhaft (durch Dehnung des Nerven).

Therapie

2 – 4 Injektionen mit 1 ml Triamcinolonacetonid 10 mg/ml (Volon® A) in zweiwöchentlichen Abständen in die Incisura scapulae führen meist zur Beschwerdefreiheit (cave Arteria suprascapularis!). Ist diese Behandlung nicht erfolgreich, kann man das Ligamentum transversum scapulae operativ entfernen.

M. serratus anterior-Schwäche

Sie ist die Folge einer Kompression des N. thoracicus longus (C 5–C 7) und kommt gar nicht einmal so selten vor. Als Ursache kommen auch hierfür besondere Druckbelastungen infrage, zum Beispiel das Tragen von Rucksäcken oder schweren Balken. Die Beschwerden sind weniger heftig, aber unterschwellig stumpf, besonders des Nachts in der Nacken- und hauptsächlich Schulterblattgegend, im Durchschnitt von etwa drei Wochen Dauer. Die aktive Armhebung ist dabei 30 – 40 Grad eingeschränkt. Beim Abstützen mit gestrecktem Ellenbogen gegen die Wand sieht man die Erscheinung der „Scapula alata“. Die Scapula steht dabei dicht an der Wirbelsäule, wobei der Angulus inferior etwas nach medial zeigt.

Therapie

Keine. Die Spontanheilung dauert sechs Monate bis zu zwei Jahre.

M. trapezius-Schwäche

Die M. trapezius-Schwäche hat meist die Ursache einer Schädigung des N. accessorius, hauptsächlich post operationem nach Neck-Dissektion (eine Operation bei Karzinom-Metastasen in der Halsregion). Hierbei steht die Scapula in Innenrotation,

d. h. der Angulus inferior bleibt medial und der Angulus superior mehr lateral. Bei der aktiven Armhebung fehlen die letzten paar Grade.

Therapie

Keine. Die Prognose ist ungünstig.

Differentialdiagnostik

Zervikales Wurzelkompressions-Syndrom

Bei Schmerzausstrahlungen in die Schulter (C 4) oder in den Oberarm (C 5–6) ist immer ein HWS-Syndrom differentialdiagnostisch auszuschließen. Die Untersuchung ergibt dabei entsprechend positive Befunde seitens der HWS, negative dagegen der Schulter. Findet man jedoch bei der neurologischen Untersuchung Schwächen der Motilität in der Schulter, so handelt es sich in diesem Falle um eine radikuläre Wurzelschädigung der 5. Zervikalwurzel mit Schwächen im Deltamuskel, beiden Spinati und dem Bizeps.

Thoracic outlet-Kompressions-Syndrom

Hier handelt es sich um eine nicht radikuläre Affektion, die jedoch gleichfalls von einer Kompression, in diesem Falle von Gefäßen und Nervenbündeln verursacht wird, wo sich in der Thoraxapertur Engpässe befinden.
Der Patient klagt hauptsächlich über Kribbelerscheinungen in der Hand und schlecht lokalisierbare Schmerzen im Arm, der Hand, im Nacken und Hinterkopf. Häufig klagen solche Patienten auch über ein „lahmes Gefühl" nach Belastung und eine „Schwäche", die klinisch nicht nachzuweisen ist.

Die Engpässe sind:

Die hintere Scalenuslücke zwischen den Mm. scalenus anterior und medius. Hier kann eine Kompression des Plexus brachialis und der A. subclavia entstehen.

Die costo-claviculare Lücke. Hier können der Plexus, die A. subclavia und die V. subclavia komprimiert werden.

Die thoraco-coraco-pectorale Lücke. Sie ist die Stelle, an welcher der Plexus, die Arterie und die Vene direkt distal vom Processus coracoideus unter dem M. pectoralis minor hindurchgehen.
Die Ursachen und Therapie dieser Thoracic-outlet-Syndrome sind vielfältiger Art. Wir verweisen auf die einschlägige Literatur.

Innere und maligne Erkrankungen

Bei inneren Erkrankungen sind Schmerzausstrahlungen in die Schulter, das Schulterblatt und den Arm nicht ganz ungewöhnlich. Zu erwähnen sind zum Beispiel Schulterblattschmerzen bei Gallenkoliken, Schulterschmerz (C 4) bei basaler Pleuritis und Schulter-Arm-Schmerzen bei Angina pectoris.
Ebenfalls können auch maligne Erkrankungen für eine akute Schulter-Arm-Symptomatik verantwortlich sein. Gerade im Stadium des Beginns einer malignen Erkrankung ist dieses häufig der Fall, zu einem Zeitpunkt, da meist noch alle serologischen Untersuchungen sowie Röntgenaufnahmen, Szintigraphie und Computer-Tomographie negativ sind. Diese Patienten klagen über Beschwerden, die sich in ihrer Art und Weise von aller bisher in diesem Buch beschriebenen Symptomatik deutlich unterscheiden. Patienten mit malignen Prozessen und Schulter-Arm-Symptomatik klagen eher über nächtliche Dauerschmerzen, auch unter Tags über meist nicht bela-

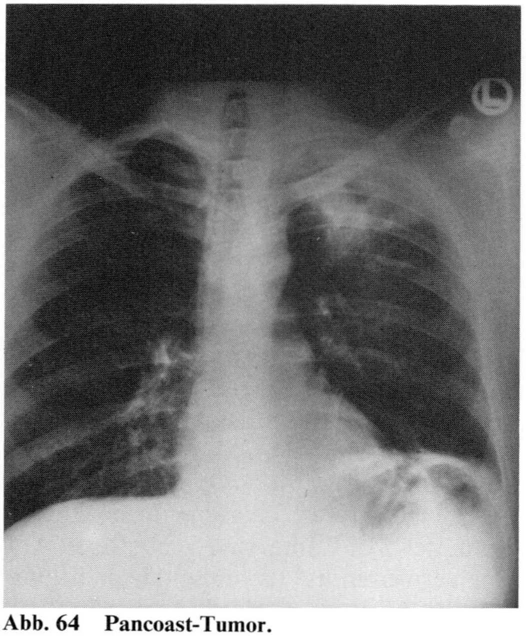

Abb. 64 Pancoast-Tumor.

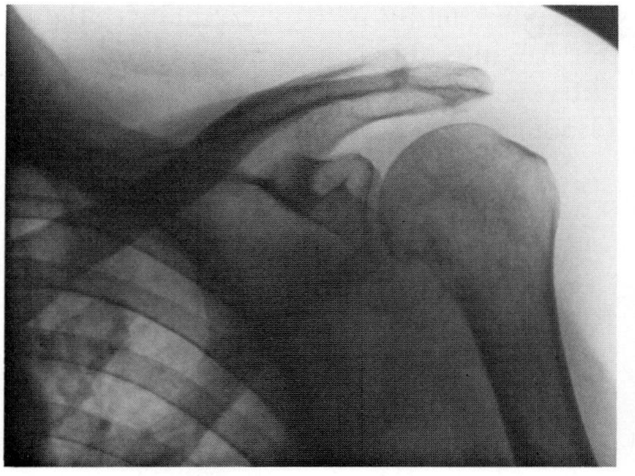

Abb. 65 Humerus-Sarkom.

stungsabhängige Schmerzen. Ihre neurologische Symptomatik hat weder radikulär-segmentalen, noch peripheren Charakter. Entsprechend uneinheitlich sind die Befunde, die augenscheinlich nicht zur Symptomatik passen. Zum Beispiel findet man Muskelschwächen ungewöhnlicher Kombination: Schultergürtelschwäche (C 2 – 4) gleichzeitig mit Interossei-Schwäche (Th 1). Die häufigsten vorkommenden Ursachen derartiger Erkrankungen sind der Pancoast-Tumor (Abb. 64) zum Beispiel und das Humerus-Sarkom (Abb. 65).

Synopsis der Untersuchungsbefunde

1. Aktive Armhebung	schmerzhaft eingeschränkt	schmerzhaft eingeschränkt	schmerzhaft etwas eingeschränkt	—	voll schmerzhaft	voll schmerzhaft
2. Passive Armhebung	schmerzhaft eingeschränkt	schmerzhaft eingeschränkt	schmerzhaft etwas eingeschränkt	—	voll, häufig schmerzhaft	voll, häufig schmerzhaft
3. Feststellung eines schmerzhaften Bogens	—	später ja	—	ja	häufig	häufig
4. Passive Abduktion	schmerzhaft eingeschränkt z. B. 45°	stark eingeschränkt	voll schmerzhaft	—	—	—
5. Passive Außenrotation	schmerzhaft eingeschränkt z. B. 75°	mäßig eingeschränkt	voll schmerzhaft	—	—	—
6. Passive Innenrotation	schmerzhaft eingeschränkt z. B. 20°	mäßig eingeschränkt	voll schmerzhaft	—	—	—
7. Adduktion gegen Widerstand	—	—	manchmal etwas schmerzhaft	—	—	—
8. Abduktion gegen Widerstand	—	—	—	häufig schmerzhaft, nicht unter Traktion	schmerzhaft	—
9. Innenrotation gegen Widerstand	—	—	—	—	—	—
10. Außenrotation gegen Widerstand	—	—	—	—	häufig etwas schmerzhaft	schmerzhaft
11. Ellenbogenbeugung gegen Widerstand	—	—	—	—	—	—
12. Ellenbogenstreckung gegen Widerstand	—	—	—	häufig schmerzhaft	—	—
Diagnose	**„Kapselmuster“ (Arthritiden oder Osteoarthrose)**	**akute Bursitis subdeltoidea**	**Acromioclaviculargelenks-Zerrung**	**chron. Bursitis subdeltoidea**	**Supraspinatus-Tendinitis**	**Infraspinatus-Tendinitis**
Therapie	s. S. 31–33	3–5 ml Volon® A 10	1 ml Volon® A 10	2-6 Injektionen, Lokalanästhetikum $\pm$ 5 ml evtl. + 1 ml Volon® A 10	Querfriktion, Lokalanästhesie oder 1,0 ml Volon® A 10 in den Entzündungsherd	Querfriktion, Lokalanästhesie oder 1–2 Infiltrationen von 1 ml Volon® A 10

Synopsis der Untersuchungsbefunde

1. Aktive Armhebung	voll, manchmal schmerzhaft	—	—	schmerzlos eingeschränkt	ab 90° möglich	schmerzlos eingeschränkt	schmerzlos eingeschränkt ± 30°
2. Passive Armhebung	—	—	—	—	—	—	—
3. Feststellung eines schmerzhaften Bogens	häufig	—	—	—	ja	—	—
4. Passive Abduktion	—	—	—	—	—	—	—
5. Passive Außenrotation	manchmal schmerzhaft	—	—	—	—	—	—
6. Passive Innenrotation	—	—	—	—	—	—	—
7. Adduktion gegen Widerstand	—	—	—	—	—	—	—
8. Abduktion gegen Widerstand	—	—	—	schwach schmerzlos	schwach und schmerzhaft	schwach schmerzlos	—
9. Innenrotation gegen Widerstand	schmerzhaft	—	—	—	—	—	—
10. Außenrotation gegen Widerstand	—	—	—	—	—	schwach schmerzlos	—
11. Ellenbogenbeugung gegen Widerstand	—	manchmal schmerzhaft	—	—	—	—	—
12. Ellenbogen streckung gegen Widerstand	—	—	schmerzhaft	—	—	—	—
Diagnose	**Subscapularis-Tendinitis**	**Bizeps-Tendinitis**	**Trizeps-Zerrung**	**Deltamuskelschwäche**	**M. supraspinatus-Ruptur**	**N. suprascapularis-Neuritis**	**Schwäche im M. serratus anterior**
Therapie	1–2 Infiltrationen von 1 ml Volon® A 10	tiefe Friktionsmassage	tiefe Friktionsmassage	Spontanheilung innerhalb von 6 Monaten	2 ml Volon® A 10	1–2 Infiltrationen von 1 ml Volon® A 10 in der Incisura scapulae	Spontanheilung nach 6 Monaten

Literatur

1. *Cyriax, J.:* Textbook of Orthopaedic Medicine. Vol 1, Diagnosis of Soft Tissue Lesions. Baillière Tindall, London 1983

2. Gray's Anatomy: 36th ed., Churchill Livingstone, Edinburgh – London – Melbourne – New York 1980

3. *Ha'Eri, G. B., A. M. Wiley:* Advancement of the supraspinatus muscle in the repair of ruptures of the rotator cuff. Journal of Bone and Joint Surgery 63, 2 (1981), 232–237

4. *Greep, J. M., H. A. J. Lemmens, D. B. Roos, H. C. Urschel:* Pain in shoulder and arm. Martinus Nijhoff Publishers, The Hague – Boston – London 1979

5. *Hirschfeld, P.:* Der Schulterschmerz und seine Behandlung. Schwarzeck-Verlag, München 1972, 1977

6. *Kennedy, J. C., R. J. Hawkins:* Swimmer's shoulder. The physician and sportsmedicine 2, 4 (1974), 34–38

7. *Kessel, L.:* Clinical disorders of the shoulder. Churchill & Livingstone, New York - London, 1982

8. *Kessel, L., M. Watson:* The painful arc syndrome. Journal of Bone and Joint Surgery 59 B, 2 (1977), 166–172

9. *Kingma, M. J.:* Schouderpijn. Nederlands Tijdschrift voor Geneeskunde 120, 8 (1976), 325–337

10. *MacNab, I.:* Rotator cuff tendinitis. Annals of the Royal College of Surgeons of England 53 (1973), 271–287

11. *Neer, C. S. H.:* Anterior acromioplasty for the chronic impingement syndrome in the shoulder. Journal of Bone and Joint Surgery 54 A (1972), 41–50

12. *Oostendorp, R. A. B.:* Oorzakelijke factoren, onderzoek en behandeling van de periarthritis humeroscapularis. Nederlands Tijdschrift voor Fysiotherapie 9 (1980), 264

13. *Penny, J. N., R. P. Welsh:* Shoulder impingement syndrome in athletes and their management. American Journal of Sports Medicine 9, 1 (1981)

14. *Rathbun, J. B., I. MacNab:* The microvascular pattern of the rotator cuff. Journal of Bone and Joint Surgery 52 B (1970), 533–540

15. *Rothman, R. H., J. P. Marvel jr., R. B. Heppenstal:* Anatomic considerations in the glenohumeral joint. Orthopaedic Clinics of North America 6, 2 (1975)

16. *Rowe, C. R., B. Zarins:* Recurrent transient subluxation of the shoulder. Journal of Bone and Joint Surgery 63 A, 6 (1981), 863–871

17. *Sahlstrand, T., J. Säve-Söderbergh:* Subacromial bursitis with loose bodies as

a cause of refractory painful arc syndrome. Journal of Bone and Joint Surgery 62 A, 7 (1980), 1194–1196

18. *Simon, W. H.:* Soft tissue disorders of the shoulder. Orthopaedic Clinics of North America 6, 2 (1975)

19. *Stenvers, J. D., W. J. Overbeek:* Bestaat bij de frozen shoulder toch ook een benige beperking? Nederlands Tijdschrift voor Geneeskunde 122, 30 (1978), 1081–1087

20. *Stenvers, J. D., W. J. Overbeek:* Het kissing coracoid. De Tijdstroom Lochem, Poperinge 1981

21. *Sugahara, L.:* Electromyographic study on shoulder movements. Annual Congress of the Japanese Orthopaedic Association 1974

22. *Vleeming, A., D. Winkel:* Schematisch handboek voor onderzoek en behandeling van weke delen aandoeningen van het bewegingsapparaat. deel 1 – Anatomie in vivo. Nederlandse Akademie voor Orthopedische Geneeskunde, Delft 1983

23. *Winkel, D.:* Painful arc van de schouder. Tijdschrift van de Nederlandse en Belgische Vereniging voor Orthopedische Geneeskunde Nr. 2 (1981), Nr. 1 (1982)

24. *Winkel, D., S. Fisher:* Schematisch handboek voor onderzoek en behandeling van weke delen aandoeningen van het bewegingsapparaat, deel 2, diagnostiek. Nederlandse Akademie voor Orthopedische Geneeskunde, Delft 1983

25. *Winkel, D., S. Fisher, C. Vroege:* Weichteilerkrankungen des Bewegungsapparates. Teil 1 Anatomie in vivo. Teil 2 Diagnostik. Gustav Fischer Verlag, Stuttgart (Ende 1984)

Sachregister